Neumología práctica para Atención Primaria

Vicente Plaza

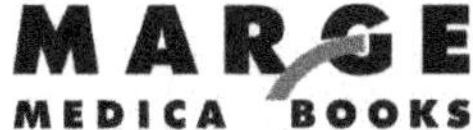

MARGE MEDICA BOOKS

Neumología práctica para atención primaria
Coordinador: Dr. Vicente Plaza Moral
1.ª edición 2011

© de esta edición, incluido el diseño de la cubierta: ICG Marge, SL
© de la fotografía de portada: CMSP/Custom Medical Stock Photo/Getty Images

Edita: Marge Médica Books - València, 558, ático 2.ª - 08026 Barcelona (España)
www.marge.es - Tel. +34-932 449 130 - Fax +34-932 310 865

Director editorial: Hèctor Soler
Gestión editorial: Ana Soto, Anna Palacios
Edición: Laura Matos, David Soler
Colaboración técnica: Míriam López, Esther Solsona
Compaginación: Mercedes Lara
Impresión: Novoprint (Sant Andreu de la Barca, Barcelona)

ISBN: 978-84-15004-39-4
Depósito Legal: B-xxxxxx-2011

Índice

Autores 7

Prólogo 9

Capítulo 1
Manejo diagnóstico y terapéutico de la EPOC estable
J. J. Soler Cataluña, L. Sánchez Sánchez, M. Á. Martínez García,
P. Catalán Serra 11

Capítulo 2
Control y tratamiento ambulatorio del paciente asmático
L. M. Entrenas Costa 31

Capítulo 3
**Uso de antimicrobianos en el tratamiento de las infecciones
respiratorias extrahospitalarias**
J. L. López-Campos Bodineau, E. Quintana Gallego 45

Capítulo 4
Apnea del sueño y medicina de atención primaria
M. Á. Martínez García, J. J. Soler Cataluña, P. Catalán Serra 56

Capítulo 5
Tos crónica. Algoritmo diagnóstico y terapéutico
Á. de Diego Damiá 71

Capítulo 6
Algoritmos diagnóstico-terapéuticos para la atención
de las urgencias respiratorias en el centro de salud
J. A. Quintano Jiménez 84

Capítulo 7
Espirometría y flujos espiratorios máximos. Recomendaciones
para su correcta realización e interpretación
A. López Viña. 106

Capítulo 8
Terapia inhalada. Teoría y práctica
M. Calle Rubio, J. L. Rodríguez Hermosa 122

Capítulo 9
Rehabilitación respiratoria: del hospital a la medicina primaria
M.ª R. Güell Rous, M.ª C. Puy Rión 136

Capítulo 10
Terapias respiratorias a domicilio
J. Escarrabill Sanglas. 152

Capítulo 11
Intervención del tabaquismo en atención primaria
M. Peiró i Fàbregas. 164

Capítulo 12
Pautas de actuación del personal de enfermería de atención
primaria para pacientes respiratorios
P. Valverde Trillo. 174

Capítulo 13
Coordinación entre la medicina de atención primaria
y la especializada. Circuitos asistenciales compartidos para
la atención de pacientes con EPOC y asma
M.ª A. Llauger Rosselló 188

Índice analítico 205

Autores

Myriam Calle Rubio
Servicio de Neumología
Hospital Universitario San Carlos
Universidad Complutense
Madrid

Pablo Catalán Serra
Unidad de Neumología
Hospital General de Requena
Valencia

Alfredo de Diego Damiá
Facultativo Especialista de Neumología
Hospital Universitario i Politècnic La Fe
Valencia

Luis Manuel Entrenas Costa
Facultativo Especialista de Neumología
Servicio de Neumología
Hospital Universitario Reina Sofía
Córdoba

Joan Escarrabill Sanglas
Pla Director de les Malalties de
l'Aparell Respiratori (PDMAR)
Institut d'Estudis de la Salut
Barcelona

M.ª Rosa Güell Rous
Departamento de Neumología
Hospital de la Santa Creu i Sant Pau
Barcelona

M.ª Antònia Llauger Rosselló
Equipo de atención primaria Encants
(CAP Maragall)
Institut Català de la Salut
Barcelona

Antolín López Viña
Servicio de Neumología
Hospital Universitario Puerta de
Hierro Majadahonda
Madrid

José Luis López-Campos Bodineau
Unidad Médico-Quirúrgica de
Enfermedades Respiratorias
Hospital Universitario Virgen del Rocío
Sevilla

Miguel Ángel Martínez García
Unidad de Neumología
Hospital General de Requena
Valencia

Meritxell Peiró i Fàbregas
Departamento de Neumología
Hospital de la Santa Creu i Sant Pau
Barcelona

M.ª Carme Puy Rión
Departamento de Neumología
Hospital de la Santa Creu i Sant Pau
Barcelona

Esther Quintana Gallego
Unidad Médico-Quirúrgica de
Enfermedades Respiratorias
Hospital Universitario Virgen del Rocío
Sevilla

José Antonio Quintano Jiménez
Servicio de Neumología
Centro de Salud Lucena I
Córdoba

Juan Luis Rodríguez Hermosa
Servicio de Neumología
Hospital Universitario San Carlos
Universidad Complutense
Madrid

Lourdes Sánchez Sánchez
Médico de Familia
Centro de atención primaria de Lliria
Valencia

Juan José Soler Cataluña
Unidad de Neumología
Hospital General de Requena
Valencia

Pepi Valverde Trillo
Equipo de atención primaria Gaudí
(CAP Sagrada Familia)
Consorci Sanitari Integral
Barcelona

Prólogo

La asistencia de los pacientes con enfermedades respiratorias, crónicas y agudas, ocupa una parte importante de la actividad global de los profesionales de la salud de la medicina de atención primaria. Entre las primeras, por su gran prevalencia destacan la enfermedad pulmonar obstructiva crónica (EPOC), el asma y el síndrome de apnea-hipopnea, y entre las segundas, la patología infecciosa respiratoria. El apropiado manejo diagnóstico y terapéutico de dichos procesos obliga a que el personal médico y de enfermería del nivel básico asistencial deba estar convenientemente (y de forma actualizada) preparado y formado.

La presente monografía tiene como objetivo contribuir a la mejora de los conocimientos generales del profesional de la salud de atención primaria en la patología respiratoria de mayor prevalencia y relevancia. Por tanto, está dirigida especialmente al personal médico y de enfermería del nivel primario asistencial. Conocedores de la progresiva complejidad de la Medicina moderna y de la amplia y variada patología que un profesional de la salud de atención primaria debe abarcar, hemos diseñado deliberadamente la presente monografía como un manual práctico cuya lectura actualice los conocimientos del lector de forma rápida. Redactada de forma escueta y clara, huyendo de controversias, se ha promovido la inclusión de tablas y algoritmos, en detrimento de textos, y todos los capítulos incluyen al final algunas recomendaciones prácticas que los autores han considerado de interés por su posible impacto en la actividad asistencial habitual.

En la redacción de los capítulos de la presente obra se ha contado con reconocidos expertos que provienen no sólo del ámbito de la neumología, sino también de la propia atención primaria (medicina y enfermería). A todos ellos quiero agradecerles su esfuerzo y magnífica aportación, que han permitido alcanzar los objetivos que inicialmente se plantearon, así como a Chiesi la aceptación de la propuesta y el patrocinio del proyecto.

Finalmente, confío en que este manual contribuya a la mejora de la actuación de los profesionales sanitarios y que ello se traduzca en una mejor calidad de vida de los pacientes respiratorios ambulatorios.

Dr. Vicente Plaza Moral
Coordinador

Capítulo 1

Manejo diagnóstico y terapéutico de la EPOC estable

J. J. Soler Cataluña, L. Sánchez Sánchez,
M. Á. Martínez García, P. Catalán Serra

Sinopsis

El concepto tradicional de enfermedad pulmonar obstructiva crónica (EPOC) ha experimentado un profundo cambio. De centrarse casi exclusivamente en la limitación crónica al flujo aéreo ha pasado a convertirse en una enfermedad multidimensional y compleja en la que, además del componente pulmonar, se reconocen manifestaciones extrapulmonares que condicionan incluso el pronóstico. En el presente capítulo se revisan estos nuevos conceptos y se busca su aplicación en el ámbito de la atención primaria (AP).

1 EPOC y AP

La EPOC se ha convertido en una de las enfermedades crónicas con mayor prevalencia, mortalidad e impacto socioeconómico. La EPOC está considerada una de las principales causas de muerte en el mundo y se espera un notable incremento tanto en su prevalencia como en su mortalidad, hasta tal punto que para 2030 se prevé que la enfermedad alcance el tercer lugar en el escalafón de mortalidad y el quinto en incapacidad y costes. Con el ánimo de revertir esta tendencia, se han puesto en marcha distintas iniciativas dirigidas a mejorar el conocimiento, la prevención, el diagnóstico y el tratamiento de esta enfermedad, así como a fomentar su investigación. En este contexto, diversas sociedades científicas, tanto nacionales como internacionales, han publicado distintas guías de práctica clínica (GPC). Conviene destacar entre ellas la *Guía Española de la EPOC (GesEPOC),* una nueva iniciativa que, posiblemente, introduzca cambios significativos en el abordaje de la EPOC al redefinir la estrategia diagnóstica y terapéutica, y al orientarla hacia los fenotipos clínicos, la valoración multidimensional de la enfermedad y la individualización del tratamiento. La mayoría de estas GPC, y especialmente la *GesEPOC,* enfatizan la importancia que tiene la AP en el abordaje integral de la enfermedad. Este capítulo versa sobre el manejo diagnóstico y terapéutico de la EPOC en el paciente estable, y en él se destacan aspectos específicos de su tratamiento en el primer nivel asistencial.

Según datos epidemiológicos derivados del estudio EPI-SCAN, la prevalencia de la EPOC en España para la población situada entre los 40-80 años es del 10,2 %. Si realizamos las correspondientes extrapolaciones a una consulta de AP, con una población asistida entre 1.500-2.000 personas, el cupo asignado puede oscilar de 75 a 150 personas con EPOC por médico de familia. Entre los varones, la EPOC representa el tercer motivo de consulta de todas las patologías crónicas atendidas en AP, y es responsable del 12,5 % de todas las consultas en pacientes mayores de 65 años. Más allá de la carga asistencial, la EPOC suscita una serie de desafíos para los cuales la AP está especialmente preparada. La accesibilidad, el diagnóstico precoz, el cuidado integral del paciente, la educación sanitaria, la prevención o, por ejemplo, la proximidad al entorno sociofamiliar son algunas de las necesidades de estos enfermos que pueden y deben ser cubiertas por el primer nivel asistencial. Sin embargo, frente a estas ventajas la realidad dibuja un panorama, ciertamente, alejado del escenario ideal y que viene condicionado por la masificación de las consultas, la falta de coordinación con la atención especializada y la carencia de formación e incluso de sensibilización con la EPOC. La estrategia en EPOC del Sistema Nacional de Salud (SNS), aprobada a mediados de 2009, y diversas sociedades científicas pretenden cambiar esta dinámica y sensibilizar al profesional de la importancia que desempeña la AP en el diagnóstico, la prevención y el control de esta enfermedad.

Una de las principales preocupaciones que señala la Estrategia en EPOC del SNS es la alta tasa de infradiagnóstico de la EPOC. En España, según datos derivados del propio estudio EPI-SCAN, cerca del 73 % de los pacientes con EPOC no habían sido diagnosticados previamente por sus médicos. Como consecuencia, parece prioritario acercar la espirometría a todos los centros de salud. No obstante, existen reservas sobre la utilización de esta herramienta y la calidad de los resultados en AP. En un estudio destinado a evaluar la correcta utilización de la espirometría en el diagnóstico y seguimiento de pacientes con

EPOC, se suministró a 839 médicos de familia de diferentes comunidades de España un cuestionario sobre la utilización de la espirometría. Sólo un 57,8 % reconocieron disponer de espirómetro, de los cuales sólo el 59 % lo utilizaban. La falta de formación y la escasez de personal con dedicación específica fueron las razones más frecuentemente esgrimidas para justificar su baja utilización. En el estudio IDENTEPOC, sólo en un 22,2 % de los centros con espirómetro se llevaba a cabo algún control de calidad, frente al 88,6 % en la consulta de neumología. De todos estos estudios se desprende que la formación del personal sanitario y la organización de las consultas, junto con la ya comentada sensibilización del profesional de la salud, son las piezas clave para el diagnóstico y manejo de esta enfermedad en AP.

2　Concepto y definición de EPOC

La normativa GOLD (Global Initiative for Chronic Obstructive Lung Disease) define la EPOC como: «Una enfermedad [pulmonar] prevenible y tratable, que presenta algunos efectos extrapulmonares capaces de contribuir a la gravedad individual del paciente. El componente respiratorio se caracteriza por una limitación al flujo aéreo no reversible en su totalidad, que generalmente es progresiva y se asocia a una respuesta inflamatoria anómala de los pulmones a partículas o gases nocivos». El documento también subraya que la EPOC, además de caracterizarse por una limitación crónica al flujo, presenta una serie de cambios patológicos en el pulmón, efectos extrapulmonares significativos e importantes comorbilidades. Este cambio conceptual señala la existencia de diversas dimensiones de la enfermedad sobre las que conviene reflexionar.

La *esfera pulmonar* sigue siendo el principal componente de la enfermedad, y la limitación al flujo aéreo, su característica más destacada. Esta obstrucción pasa por ser progresiva en el tiempo, de tal forma que a medida que avanza la enfermedad se producen cambios estructurales en la pequeña vía aérea, y en menor medida en el parénquima pulmonar, que conducen a una mayor limitación al flujo aéreo (véase la figura 1). Por tanto, para establecer el diagnóstico de la enfermedad será esencial establecer la existencia de obstrucción ventilatoria.

El *componente extrapulmonar* de la enfermedad se ha revelado de gran importancia pronóstica. Cada vez existen mayores evidencias de que en la EPOC se producen numerosas manifestaciones sistémicas, entre las que destacan la pérdida ponderal y de masa muscular, la disfunción muscular, las alteraciones cardiovasculares, la disfunción endotelial, la depresión, la osteoporosis, la

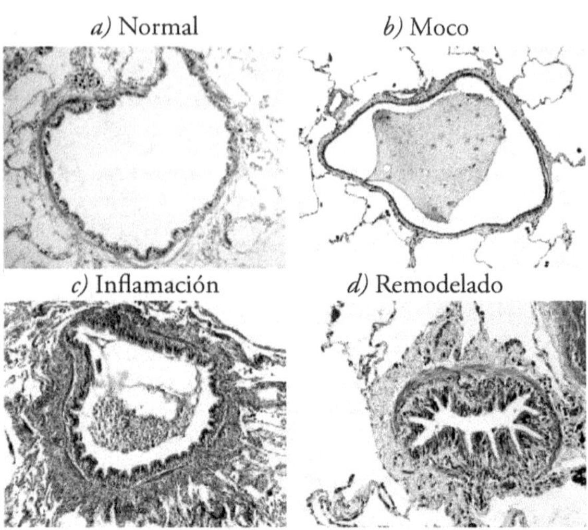

*Figura 1.
Cortes anatomopatológicos
en la pequeña vía aérea
(lugar donde se produce la
obstrucción al flujo aéreo) en
diversas etapas evolutivas de
la enfermedad. A medida que
progresa la EPOC aparecen
fenómenos inflamatorios
que condicionan distintas
alteraciones de la pared
bronquial con estrechamiento
progresivo de ésta. En su
última etapa se produce un
remodelado de la pequeña vía
aérea. Modificado de Hogg
et al. (con permiso).*

anemia, etc. El desafío inmediato pasa por identificar el origen de estas alteraciones, para en última instancia prevenirlas o tratarlas.

La *inflamación,* tanto local como sistémica, parece desempeñar un papel etiopatogénico primordial. De hecho, se asume que la EPOC es una enfermedad inflamatoria crónica de gran complejidad. El origen de la respuesta inflamatoria reside en la inhalación de partículas o gases tóxicos, especialmente del humo del tabaco. Sin embargo, no todos los fumadores desarrollan la enfermedad. En los fumadores sin EPOC se han detectado cambios inflamatorios precoces en la vía aérea, mientras que en el fumador con EPOC se detecta una clara amplificación de la respuesta inflamatoria. Mediante la investigación de los mecanismos moleculares que podrían participar de esta amplificación se trata de identificar dónde reside la susceptibilidad, quizás genética, para desarrollar la enfermedad. No obstante, a pesar de que los pasos dados son firmes, quedan muchas respuestas por concretar. De hecho, sorprende cómo, al dejar de fumar, la inflamación local puede persistir e incluso aumentar. Fenómenos de reparación, autoinmunidad o infección persistente son algunas de las posibles explicaciones a esta paradoja.

Numerosas evidencias también señalan la existencia de una inflamación sistémica de bajo grado, que empieza a relacionarse con algunas de las manifestaciones sistémicas de la enfermedad. El origen de esta inflamación no está completamente establecido. De hecho, existe cierta controversia sobre si se produce una especie de «desbordamiento» de la inflamación pulmonar, o bien si ésta podría ser secundaria al efecto sistémico del tabaco, la hipoxemia e, incluso, tener su origen en el propio compartimento extrapulmonar.

Finalmente, la última definición de la normativa GOLD incluye una novedad al reconocer la importancia de la comorbilidad. El paciente con EPOC presenta una elevada prevalencia de enfermedades concomitantes. Inicialmente se pensaba que esto era lógico debido a la edad avanzada en la que se presenta esta patología. Sin embargo, existen datos que señalan una mayor prevalencia de determinadas comorbilidades, como la depresión o la enfermedad cardiovascular, frente a población de similar edad. Esta comorbilidad añade complejidad al condicionar la sintomatología, el tratamiento e incluso el pronóstico. Así, por ejemplo, en un ensayo clínico sólo el 35 % de los pacientes con EPOC moderada-grave fallecieron por causa respiratoria, mientras que los dos tercios restantes lo hicieron por otros motivos, especialmente cáncer y enfermedad cardiovascular. Estos datos han contribuido a generar una nueva hipótesis según la cual el tratamiento de la comorbilidad podría modificar la supervivencia del paciente con EPOC. De hecho, algunos estudios observacionales sugieren que el tratamiento con vasodilatadores o estatinas podría mejorar el pronóstico.

3 Diagnóstico

El diagnóstico de EPOC debe sospecharse ante cualquier paciente que presente tos, expectoración o disnea y una historia de exposición a los factores de riesgo de la enfermedad, especialmente al tabaco. La confirmación diagnóstica exige la realización de una espirometría con prueba broncodilatadora. Esta exploración funcional permitirá objetivar un patrón obstructivo con una relación entre el volumen espiratorio máximo en el primer segundo (FEV_1) y la capacidad vital forzada (FVC) (FEV_1/FVC) inferior al 0,7 tras la administración de un agente broncodilatador, lo que confirmará la incapacidad de esta enfermedad para normalizar la función pulmonar.

No todos los pacientes que presentan un FEV_1/FVC inferior al 0,7 tras la administración de un agente broncodilatador tienen EPOC. De hecho, si se da esta limitación al flujo aéreo en ausencia de antecedente de tabaquismo se debe plantear diagnóstico diferencial con otras enfermedades obstructivas, especialmente asma, bronquiectasias, bronquiolitis obliterante y obstrucción de la vía aérea superior. La historia clínica del paciente y algunas exploraciones complementarias ayudarán en esta tarea.

3.1   ¿Qué debe incluir una buena historia clínica?

Los estándares de calidad asistencial presentados en España indican que una buena historia clínica en EPOC debe incluir los siguientes apartados:

- *Historia tabáquica o de otros factores de riesgo para EPOC.* La anamnesis la deberá incluir siempre e indicar el número de cigarrillos que se consumen al día, el tiempo durante el que se ha fumado y una estimación de la cantidad total de tabaco consumido, empleando para ello el índice total de años-paquetes, un índice que viene a recoger el número de años en que el paciente ha fumado un paquete de cigarrillos al día y que se determina mediante la siguiente fórmula: (número de cigarrillos fumados al día/20) x número de años fumando.

  Aunque es mucho más difícil de precisar, el antecedente de exposición a humo de leña o la historia ocupacional son datos que también deberían ser recogidos. Un trabajo realizado en España sugiere que el contacto con humo de leña está relacionado con una mayor prevalencia de obstrucción bronquial.

- *Síntomas respiratorios característicos.* Habitualmente, el paciente con EPOC es o ha sido fumador de una cantidad importante de tabaco durante un período prolongado de tiempo. Los síntomas suelen iniciarse alrededor de los 40 a los 50 años de edad. La tos y la expectoración, preferentemente matutinas, y la disnea progresiva son los síntomas más frecuentes en la EPOC. Esta sintomatología, que se enumera a continuación, es, sin embargo, inespecífica. *1)* Tos y expectoración: algo más del 50 % de los fumadores presentan tos productiva, aproximadamente, diez años después de haber iniciado el consumo de tabaco. En el 75 % de los casos, la tos precede el comienzo de la disnea. No obstante, ésta no guarda relación con el déficit funcional. *2)* Disnea: constituye el síntoma principal de la EPOC, aunque puede ser percibida de forma desigual por pacientes con el mismo grado de limitación al flujo aéreo. Existen varios instrumentos de medida y valoración de la disnea. El más utilizado y recomendado es la escala propuesta por el British Medical Research Council (MRC) (véase la tabla 1), aunque es relativamente insensible a pequeños cambios en el tiempo. *3)* Intolerancia al ejercicio: es la consecuencia más incapacitante que presentan los pacientes con EPOC. Tradicionalmente se ha aceptado que ésta es proporcional a las alteraciones de la función pulmonar y al compromiso ventilatorio. Sin em-

Tabla 1. Escala de disnea*	
Grado	
0	Ausencia de disnea, excepto al realizar ejercicio intenso
1	Disnea al andar deprisa o al subir una cuesta poco pronunciada
2	Incapacidad para mantener el paso de otras personas de la misma edad, al caminar en llano, debido a la dificultad respiratoria; o tener que parar a descansar al andar en llano al propio paso
3	Tener que parar a descansar al andar unos cien metros o a los pocos minutos de andar en llano
4	La disnea impide al paciente salir de casa o aparece con actividades como vestirse o desvestirse

* Modificada de la MRC.

bargo, la debilidad de los miembros inferiores, y no la disnea, es el síntoma más común al final del ejercicio. *4)* Otros síntomas: la anorexia y la pérdida de peso pueden suceder en fases avanzadas de la enfermedad y son un marcador de mal pronóstico. Los síntomas psiquiátricos también son frecuentes y reflejan el aislamiento social que produce la enfermedad, su cronicidad y los efectos neurológicos de la hipoxemia. La hipersomnia diurna puede ser expresión de hipercapnia o guardar relación con la presencia de trastornos respiratorios durante el sueño.

- *Historial de exacerbaciones.* Diversos estudios sugieren que éstas producen un deterioro del estado de salud de los pacientes, favorecen la progresión de la enfermedad e incluso afectan al pronóstico. Un estudio observacional, sobre algo más de 300 pacientes, ha mostrado cómo los enfermos que tienen tres o más exacerbaciones graves (visitas a urgencias u hospitalizaciones) aumentan por cuatro el riesgo de muerte en relación con los que no las tienen. Recoger la frecuencia de exacerbaciones, su gravedad y su posible etiología son elementos muy útiles para el ulterior manejo del paciente con EPOC.

- *Comorbilidad.* Existen datos en la literatura que sugieren que los pacientes con EPOC tienen mayor comorbilidad que sujetos control con los mismos factores de riesgo. Esta comorbilidad puede condicionar el tratamiento, la presencia de exacerbaciones y el pronóstico de la enfermedad, por lo que se recomienda que se recoja de forma detallada. Las comorbilidades más frecuentes son la hipertensión pulmonar, la cardiopatía isquémica, la insuficiencia cardíaca, la diabetes o la ansiedad-depresión.

- *Manifestaciones extrapulmonares.* Se han descrito numerosas manifestaciones de la enfermedad que influyen de forma decidida en la clínica de los pacientes e, incluso algunas de ellas, afectan al pronóstico con independencia de la gravedad funcional de la obstrucción. Entre las más destacadas encontramos las pérdidas de peso y de masa muscular, la anemia o la osteoporosis.

- *Complicaciones.* Insuficiencia respiratoria hipoxémica o hipercápnica, hipertensión pulmonar o *cor pulmonale.* Todos estos elementos conllevan peor pronóstico y comportan un manejo terapéutico diferencial, por lo que conviene identificarlos.

3.2   *Exploraciones complementarias que realizar en AP*

En el ámbito de la AP, las exploraciones que deben realizarse para completar el estudio del paciente con EPOC son las siguientes:

- *Espirometría forzada.* Las pruebas de función pulmonar son pieza fundamental en el manejo de esta enfermedad, ya que permiten establecer el diagnóstico, cuantificar su gravedad, monitorizar la evolución de la función pulmonar y valorar la gravedad de los episodios de agudización. Se considera que existe obstrucción al flujo aéreo cuando la relación entre el FEV_1 y la FVC (FEV_1/FVC) es inferior al 0,7. Una vez confirmada la existencia de limitación al flujo, el parámetro que mejor refleja el grado de obstrucción es el FEV_1. Por este motivo, las GPC recomiendan su uso tras favorecer la broncodilatación para establecer la gravedad de la dolencia.

- *Prueba broncodilatadora.* La escasa reversibilidad de la obstrucción al flujo aéreo forma parte de la definición de EPOC; por este motivo la prueba broncodilatadora se considera imprescindible en la valoración inicial del paciente (recordemos que el diagnóstico y la clasificación de la enfermedad se establecen con valores postbroncodilatadores). Para considerar la prueba como positiva se precisa que el FEV_1 aumente más del 12 % y, además, que el incremento en términos absolutos sea superior a los 200 ml. Una prueba broncodilatadora con incrementos muy significativos, o en la que el cociente FEV_1/FVC se normalice, cuestiona el diagnóstico de EPOC y sugiere asma bronquial. Sin embargo, reversibilidades significativas pero no muy pronunciadas pueden verse en pacientes con EPOC, incluso con cambios a lo largo del tiempo.

- *Gasometría arterial y pulsioximetría.* El análisis de los gases arteriales en reposo es imprescindible para establecer el diagnóstico de insuficiencia respiratoria y cuantificar su gravedad. Se recomienda la realización de una gasometría arterial en pacientes con $FEV_1 < 40\ \%$ de su valor teórico o en aquellos que presenten signos sugestivos de insuficiencia respiratoria o fallo ventricular derecho. La pulsioximetría es un método no invasivo que permite conocer la saturación arterial de oxígeno (S_aO_2). No obstante, ésta puede verse influida por diversos factores (temperatura, acidosis, alcalosis, etc.) y, en ningún caso, informa sobre la presencia de hipercapnia o acidosis respiratoria. En el caso de que la S_aO_2 sea inferior al 93 % se aconseja la realización de gasometría.

- *Valoración nutricional.* Diversos estudios han demostrado que el estado nutricional es un factor pronóstico independiente que se asocia a la supervivencia de los pacientes con EPOC. El índice de masa corporal (IMC = peso [kg] / talla [m^2]) es el parámetro antropométrico más utilizado para su evaluación. No obstante, el IMC no considera posibles diferencias en la composición corporal. El peso consiste en la masa grasa, el agua extracelular y la masa celular corporal (MCC). Esta última refleja la cantidad de tejido metabólicamente activo y contráctil. Aproximadamente el 60 % de la MCC es músculo. En la práctica clínica no existe ningún método capaz de medir la MCC, por lo que el parámetro que mejor refleja el estado nutricional es la masa libre de grasa. Existen diferentes métodos para evaluar la masa libre de grasa, pero el más empleado es la impedancia bioeléctrica. Gracias a estas técnicas se ha observado que, en pacientes con EPOC grave, la prevalencia de la malnutrición puede alcanzar el 48 %, siendo del 25 % en aquellos que tienen obstrucciones moderadas. Además, se ha observado que, aproximadamente, un 10 % de los pacientes con peso normal presentan deplección de la masa libre de grasa. Por el contrario, hasta un 9 % de los casos con peso corporal bajo tiene una masa libre de grasa dentro de los límites de la normalidad.

- *Radiografía simple de tórax.* No existen signos específicos de EPOC en ella. Las alteraciones más relevantes guardan relación con la hiperinsuflación pulmonar. También pueden observarse cambios vasculares o bullas. La hiperinsuflación se manifiesta a través de un aplanamiento diafragmático o de un incremento del espacio retroesternal. Los cambios vasculares asociados al enfisema son consecuencia de la pérdida de paredes alveolares y se manifiestan como una reducción en el tamaño o número de vasos pulmonares y en áreas de radiotransparencia. Las bullas se observan como áreas de radiotransparencia rodeadas de una fina pared.

- *Electrocardiograma (ECG).* Es útil para valorar la posible presencia de cardiopatía isquémica asociada o descartar la coexistencia de trastornos del ritmo. Sin embargo, es poco sensible para valorar la hipertrofia ventricular derecha, debido a la modificación que establece la hiperinsuflación existente.

- *Hemograma.* Permite detectar tanto anemia como poliglobulia. La poliglobulia suele ser secundaria a la hipoxemia o al tabaquismo. En ausencia de estos factores, habrá que valorar alteraciones respiratorias durante el sueño. Aproximadamente un 12,6 % de los hombres y un 18,5 % de las mujeres con EPOC pueden presentar anemia, de predominio normocítico-normocrómico. Esta anemia se ha relacionado con la existencia de inflamación sistémica y comporta un peor pronóstico.

- *Esputo.* Su cultivo sistemático no está indicado. En los pacientes con esputo purulento, bien durante las exacerbaciones o en aquellos casos donde sea persistente, puede ser de interés para la detección de la flora bacteriana colonizante. El análisis del esputo (gram y cultivo) estará especialmente indicado en aquellos pacientes agudizados que precisen hospitalización, presenten esputo purulento y hayan recibido más de cuatro tandas de antibióticos en el año previo. En estos casos existe un riesgo aumentado de infección por *pseudomonas aeruginosa.* En los pacientes hospitalizados que no respondan al tratamiento empírico inicial, también estará indicada la valoración microbiológica del esputo.

- *Medida de la calidad de vida relacionada con la salud (CVRS).* Este estudio realizado a los pacientes con EPOC ha adquirido especial relevancia, ya que existen importantes discordancias entre el estado clínico del paciente y los parámetros de función pulmonar. En España se han validado algunos cuestionarios específicamente diseñados para valorar el estado de salud en los pacientes con EPOC. La mayoría de ellos únicamente son útiles para trabajos de investigación, puesto que su cumplimentación e interpretación es compleja. Sin embargo, tras ellos, se ha presentado el cuestionario CAT (COPD Assessment Test), un cuestionario sencillo y corto que ha sido desarrollado para ser utilizado en la práctica clínica habitual. El CAT contiene ocho sencillas preguntas que miden aspectos sobre la tos, la expectoración, la opresión torácica, la disnea, las actividades domésticas, la autoconfianza, el sueño y la energía. Cada una de estas preguntas puede ser ponderada en una puntuación que oscila entre 0 (mejor) y 5 (peor), por lo que la puntuación global se sitúa entre 0 y 40 puntos.

- *Otras pruebas complementarias.* En el manejo del paciente con EPOC existen otras pruebas complementarias que aportan información relevante, como la determinación de volúmenes pulmonares, capacidad de difusión del monóxido de carbono, pruebas de esfuerzo (incluyendo prueba de seis minutos de marcha), bioimpedancia, etc. Sin embargo, estas pruebas se deben realizar, preferentemente, en atención especializada, por lo que su desarrollo se escapa al espíritu de esta revisión.

3.3 Clasificación de gravedad

La alteración funcional predominante en la EPOC es la reducción del flujo aéreo. El FEV_1 tras la administración de un agente broncodilatador, expresado como porcentaje del valor de referencia, es el mejor indicador de gravedad de la obstrucción ventilatoria. Por este motivo, las GPC recomiendan utilizarlo para establecer el nivel de gravedad de la enfermedad. La tabla 2 recoge la clasificación de gravedad de la EPOC. Los límites propuestos son arbitrarios, dado que no existen suficientes evidencias que los apoyen.

La definición de EPOC y su graduación sobre la base, exclusivamente, de criterios espirométricos tiene importantes limitaciones puesto que el FEV_1 no se correlaciona, adecuadamente, con la disnea, la tolerancia al ejercicio o el grado de hipoxemia. Por todo ello, se considera de interés que en la caracterización de

Tabla 2. Clasificación de gravedad de la EPOC		
Nivel de gravedad	*FEV_1/FVC postbroncodilatador*	*FEV_1 postbroncodilatador (%)*
I *Leve*	< 0,7	≥ 80 %
II *Moderada*	< 0,7	≥ 50 % y < 80 %
III *Grave*	< 0,7	≥ 30 % y < 50 %
IV *Muy grave*	< 0,7	< 30 % o < 50 % con IRC*

* IRC: insuficiencia respiratoria crónica definida por una P_aO_2 < 60mmHg con/sin hipercapnia a nivel del mar, al respirar aire ambiente.

Tabla 3. Clasificación de gravedad multidimensional (índice BODE) propuesta por Celli *et al.*

		0	1	2	3
B	*IMC (kg/m²)*	> 21	≤ 21		
O	*FEV$_1$ (%)*	≥ 65	50 - 64	36 - 49	≤ 35
D	*Disnea (MRC)*	0 - 1	2	3	4
E	*6MM (m)*	≥ 350	250 - 349	150 - 249	≤ 149

IMC: índice de masa corporal; MRC: escala modificada de la MRC; 6MM: distancia recorrida en la prueba de los seis minutos de marcha.

la enfermedad también se atienda a las alteraciones del intercambio gaseoso, la percepción de los síntomas, la capacidad de ejercicio, la presencia de alteraciones nutricionales, la frecuencia de las exacerbaciones y el número de ingresos hospitalarios. Celli *et al.* recogieron esta idea y desarrollaron un índice multidimensional capaz de integrar los principales determinantes pronósticos: el índice BODE. Éste fue validado en 625 pacientes y en él se integra la información del IMC («B» de *body mass index)*, el FEV$_1$ («O» de *airflow obstruction)*, la disnea («D») y la capacidad de ejercicio («E»), evaluada mediante la prueba de los seis minutos de marcha (véase la tabla 3). En su conjunto, el índice BODE fue más efectivo que el FEV$_1$ como variable pronóstica. Una modificación del BODE ha sido propuesta para poder incorporar las exacerbaciones en sustitución de la prueba de ejercicio, el denominado BODEx. Es muy probable que la *GesEPOC* recoja estos cambios y proponga una escala de gravedad basada en una valoración multidimensional.

4   Tratamiento de la EPOC en fase estable

Los principales objetivos terapéuticos en la EPOC son: *1)* frenar la progresión de la enfermedad y disminuir su mortalidad; *2)* aliviar los síntomas y mejorar la CVRS; *3)* disminuir el número de exacerbaciones; *4)* prevenir o corregir las complicaciones que aparezcan, y *5)* controlar la comorbilidad. El algoritmo 1 recoge una propuesta de tratamiento escalonado.

4.1   Medidas generales

Deben ofrecerse a todo paciente con EPOC, con independencia de cuál sea su situación clínica o funcional.

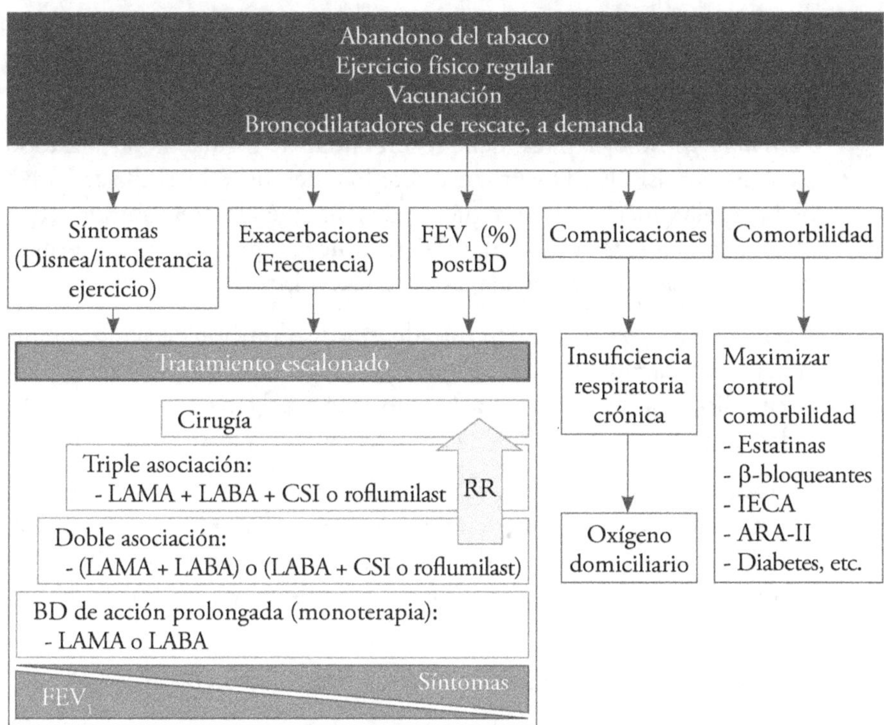

ARA-II: antagonistas del receptor de la angiotensina; CSI: corticosteroides inhalados; IECA: inhibidores de la angiotensina; LABA: broncodilatadores β$_2$-agonistas de acción prolongada; LAMA: anticolinérgicos de acción prolongada; postBD: postbroncodilatación; RR: rehabilitación respiratoria.

Algoritmo 1. Algoritmo terapéutico de la EPOC en fase estable.

- *Supresión del tabaco.* El abandono del hábito tabáquico es, sin duda, la intervención preventiva y terapéutica más eficiente. Incluso en edades avanzadas o con deterioro funcional grave, la interrupción del tabaco frena el descenso acelerado del FEV$_1$ y mejora la supervivencia. Según el Lung Health Study, dejar de fumar se acompaña de una reducción del riesgo relativo de muerte del 15 % a los quince años. Aproximadamente un 5 % de los pacientes consiguen dejar de fumar espontáneamente. Los programas de deshabituación tabáquica mejoran notablemente estos resultados y se alcanza 30-35 % de abstinencias prolongadas en pacientes con EPOC leve-moderada. La terapia farmacológica consigue doblar el porcentaje de éxitos frente a placebo, por lo que es aconsejable administrarla, junto con otras medidas de apoyo, en pacientes sensibilizados y motivados para dejar de fumar que tengan un grado moderado o alto de dependencia nicotínica.

- *Actividad física regular.* Se debe recomendar de forma enérgica a todo paciente con EPOC. Diversos estudios han demostrado que la actividad física regular, fuera de los programas de rehabilitación respiratoria (RR), como caminar más de una hora al día, reduce hasta un 50 % las hospitalizaciones y se asocia a una mayor supervivencia.

- *Vacunación antigripal.* Ha demostrado una disminución de la morbimortalidad hasta en un 50 % en pacientes con EPOC, por lo que se recomienda su utilización de forma anual (otoño) o bianual (en otoño e invierno) a todos los pacientes con EPOC, con independencia de su edad.

- *Vacunación antineumocócica.* Debe ofrecerse a todos los pacientes con EPOC mayores de 65 años y también a aquéllos con EPOC grave (FEV_1 < 50 %) con independencia de su edad, ya que reduce la posibilidad de bacteriemia y previene la aparición de neumonías, especialmente en pacientes con obstrucción grave.

- *Broncodilatadores de rescate.* Salbutamol o terbutalina son β_2-adrenérgicos de acción corta, ya que suelen tener una duración que oscila entre las 4-6 horas. Todos ellos, además, tienen un comienzo de acción rápido, por lo que se han convertido en los broncodilatadores de elección en las situaciones agudas y se recomienda su empleo por inhalación a demanda en pacientes con EPOC estable. El bromuro de ipratropio es un anticolinérgico no selectivo de acción corta que, también, puede ser empleado como medicación de rescate, aunque su rapidez de acción es menor que la de los β_2-adrenérgicos de acción corta.

4.2   *Escala terapéutica*

Cuando aparecen los síntomas de forma regular, el tratamiento de elección consiste en aliviarlos (especialmente la disnea); para ello se utilizan diversas aproximaciones farmacológicas y no farmacológicas en orden creciente. La frecuencia y gravedad de las exacerbaciones también condicionan sobremanera la evolución de la enfermedad e incluso el pronóstico, por lo que se recomienda considerarlas a la hora de elegir la mejor alternativa terapéutica. Este esquema será probablemente susceptible de cambio a fin de ofrecer un tratamiento orientado según fenotipos clínicos.

- *Primer escalón terapéutico.* Se aconseja introducir broncodilatadores de acción prolongada, habitualmente en monoterapia. Los broncodilatadores de primera línea son los anticolinérgicos de acción prolongada (LAMA) (bromuro de tiotropio) o los β_2-agonistas de acción prolongada (LABA) (salmeterol, formoterol o indacaterol). La mayoría de las GPC recomiendan utilizar indistintamente cualquiera de estos fármacos, puesto que diversos metaanálisis no han demostrado diferencias significativas entre ellos, en relación con el grado de disnea, la CVRS o el número de exacerbaciones. Tras ellas se ha publicado el estudio POET, un ensayo clínico, que compara el efecto de salmeterol y tiotropio sobre las exacerbaciones en 7.348 pacientes, seguidos durante un año. El estudio demuestra una superioridad de tiotropio sobre salmeterol, reduce el tiempo hasta la primera exacerbación en un 17 %, y el riesgo de hospitalización en un 28 %. Aunque estos datos sugieren una cierta superioridad del LAMA frente al LABA, los resultados no son extrapolables a otros LABA, como formoterol o indacaterol. De hecho, en un estudio comparativo entre indacaterol y tiotropio, ambos fármacos resultaron ser muy similares, aunque se encontraron algunas diferencias en CVRS, favorables a indacaterol. A pesar de estas diferencias, se necesitan más estudios comparativos para poder definir cuál puede ser la mejor opción.

  - *LAMA.* El bromuro de tiotropio, un anticolinérgico de acción prolongada, tiene una duración de acción superior a las 24 horas, lo que permite la administración una sola vez al día, con un elevado margen de seguridad. Diversos estudios sugieren que el tiotropio es superior a placebo y a ipratropio en mejorar el FEV_1 y la FVC, aliviar el grado de disnea, la tolerancia al ejercicio, reducir la hiperinsuflación (tanto estática como dinámica), mejorar la CVRS y reducir el número de exacerbaciones. Estos efectos parecen observarse incluso en fases relativamente iniciales de la enfermedad, como el estadio II, lo que avalaría su uso en ellas. Con más de 6.000 pacientes incluidos y un seguimiento de cuatro años, el estudio UPLIFT confirmó los resultados previos y sugirió por primera vez un cierto efecto favorable sobre la supervivencia.

  - *LABA (salmeterol y formoterol).* Los más antiguos tienen una duración de unas doce horas. El comienzo de acción, no obstante, es diferente, siendo más rápido el del formoterol. La administración de estos fármacos ha demostrado mejorar el FEV_1, los síntomas y la calidad de vida en la EPOC. Algunos estudios también sugieren una reducción en el número de exacerbaciones. Después de estos dos LABA se ha comercializado en España el indacaterol, un nuevo LABA que tiene una duración de 24 horas, por lo que algunos autores lo clasifican como ultraLABA. La duración de acción de este fármaco se basa en su propiedad lipofílica con especial afinidad por las denominadas balsas lipídicas, zonas ricas en colesterol que retienen el fármaco en la membrana celular y mantienen el efecto durante más tiempo. El fármaco también es rápido de acción y alcanza una broncodilatación máxima en menos de cinco minutos. Los resultados iniciales demuestran que es un potente broncodilatador, capaz de mejorar los síntomas, la tolerancia al ejercicio, la CVRS y reducir las exacerbaciones. También se han presentado estudios comparativos frente a salmeterol y formoterol, donde se demuestran beneficios significativos en función pulmonar favorable a indacaterol.

- *Segundo escalón terapéutico.* En los casos donde la administración de un único broncodilatador no permita controlar adecuadamente los síntomas, exista un historial de exacerbaciones repetidas o bien se identifiquen ciertas características asmatiformes, se podrá optar por distintas alternativas terapéuticas, no necesariamente excluyentes.

  – *Asociación de broncodilatadores de acción prolongada (LAMA y LABA).* Algunos estudios han demostrado que el empleo conjunto de ambos tipos de broncodilatadores mejora la función pulmonar frente a las monoterapias. Por este motivo, la mayoría de las GPC recomiendan esta combinación para los pacientes que persisten sintomáticos con el uso de un único broncodilatador. A pesar de esta recomendación, la mejoría sobre variables clínicas como las exacerbaciones, síntomas, tolerancia al ejercicio o calidad de vida de esta asociación no es muy elevada. Estudios posteriores a éstos responderán a dicha pregunta.

  – *Combinación de LABA y corticosteroides inhalados (LABA/CSI).* En pacientes con EPOC moderada y grave, esta combinación produce una mejoría adicional de la función pulmonar y de los síntomas, así como una reducción de las exacerbaciones. El estudio TORCH, realizado en pacientes con $FEV_1 < 60\ \%$ durante tres años, ha confirmado un impacto positivo de la combinación salmeterol-fluticasona sobre el deterioro de la calidad de vida y sobre las exacerbaciones. También se observó un efecto sobre la función pulmonar, con menor descenso del FEV_1, aunque la mejoría en la supervivencia no alcanzó el nivel de significación estadística establecido (reducción del riesgo relativo de muerte del 17,5 %, p = 0,052). La combinación de LABA/CSI está indicada en los pacientes con EPOC moderada-grave que presentan dos o más exacerbaciones anuales. El uso añadido de CSI también puede ser utilizado en pacientes con fenotipo mixto, donde coexistan características de EPOC y de asma bronquial.

– *Roflumilast.* Este fármaco antiinflamatorio oral, comercializado en España después de los precedentes, inhibe la fosfodiesterasa IV, una enzima que está presente en distintas células tanto proinflamatorias (neutrófilos, macrófagos, linfocitos, eosinófilos) como estructurales, y que participan en la patogenia de la EPOC. Esta sustancia ha demostrado reducir el número de exacerbaciones y mejorar el FEV_1 en pacientes con EPOC, especialmente cuando presentan tos y expectoración crónica o repetidas agudizaciones. Está especialmente indicada en pacientes con EPOC grave, que presentan dos o más agudizaciones anuales y criterios clínicos de bronquitis crónica. Cuando se añade este fármaco a broncodilatadores de acción prolongada, como tiotropio o salmeterol, se obtiene un beneficio adicional. Incluso un análisis *post hoc* también ha demostrado beneficios al añadirse a los esteroides inhalados. Para evitar efectos secundarios, no se recomienda su uso asociado a teofilinas.

– *RR.* Se debe indicar a todo paciente con EPOC que tras tratamiento optimizado siga estando limitado por la disnea para realizar sus actividades cotidianas. Los programas de RR han demostrado mejorar la disnea, aumentar la tolerancia al esfuerzo y mejorar la CVRS de los pacientes con EPOC. También se ha observado una disminución sensible en las exacerbaciones ambulatorias y en los ingresos hospitalarios, con notables reducciones en los costes.

• *Tercer escalón terapéutico.* Cuando el paciente persiste sintomático a pesar del tratamiento anterior o presenta frecuentes agudizaciones no controladas con el tratamiento previo se podrán considerar las siguientes alternativas:

– *Triple asociación (combinación de LABA/CSI junto con tiotropio).* Aunque se utiliza con frecuencia en la práctica clínica, los resultados son algo controvertidos. El estudio OPTIMAL fue el primero que evaluó el papel de la triple asociación frente a tiotropio en monoterapia o combinación de tiotropio y salmeterol. La triple asociación no demostró reducción significativa en el número de exacerbaciones. Sin embargo, sí se objetivaron mejorías en síntomas, CVRS y función pulmonar, por lo que en casos donde persiste la clínica se puede utilizar esta alternativa terapéutica. Posteriormente, el estudio CLIMB ha comparado la triple asociación, en este caso de budesónida/formoterol y tiotropio frente a monoterapia con tiotropio, y ha demostrado una reducción significativa de las agudizaciones, con mejorías en calidad de vida y actividades matutinas.

- *Teofilinas.* Su efecto broncodilatador es sensiblemente inferior al producido por los β_2-agonistas o los anticolinérgicos inhalados, y sus efectos secundarios e interacciones son más frecuentes. Por este motivo se las considera agentes de cuarta línea en el tratamiento de la EPOC.

• *Cuarto escalón terapéutico.* Tratamiento quirúrgico. En los casos de EPOC grave que presenten síntomas invalidantes a pesar de tratamiento convencional, puede estar indicado el empleo de procedimientos quirúrgicos (trasplante pulmonar o cirugía de reducción de volumen pulmonar). Estos tratamientos, a pesar de conllevar un elevado riesgo, pueden ofrecer mejorías en la función pulmonar y en la CVRS de estos pacientes. Las indicaciones de tratamiento quirúrgico son muy seleccionadas y requieren, habitualmente, de pruebas especializadas, por lo que se escapan del objetivo de esta revisión. Las distintas normativas establecen los adecuados criterios de selección.

5   Tratamiento de las complicaciones

• *Oxigenoterapia continua domiciliaria (OCD).* En pacientes con insuficiencia respiratoria, la OCD ha demostrado ser beneficiosa al reducir la poliglobulia secundaria, mejorar la hipertensión pulmonar, reducir las alteraciones neuropsicológicas y mejorar la supervivencia. La OCD está indicada cuando la P_aO_2 sea inferior a 55 mmHg o cuando ésta se sitúe entre 55 y 60 mmHg y, además, concurran alguno de los siguientes datos: poliglobulia, hipertensión pulmonar, *cor pulmonale,* arritmias e insuficiencia cardíaca o repercusión sobre las funciones intelectuales.

• *Hipertensión pulmonar secundaria.* El único tratamiento que ha demostrado algunos resultados hemodinámicos, modestos pero favorables, es la administración continua de oxígeno en pacientes con insuficiencia respiratoria. La OCD retrasa la progresión de la hipertensión pulmonar, e incluso contribuye a que ésta mejore en algunos pacientes. El empleo de vasodilatadores no se recomienda, pues los no selectivos como los calcio-antagonistas pueden empeorar la hipoxemia y presentan frecuentes efectos secundarios. Los vasodilatadores pulmonares selectivos tampoco han demostrado beneficios.

6 Tratamiento de la comorbilidad

Algunos estudios, la mayoría de ellos con datos procedentes de amplias cohortes retrospectivas, sugieren que el correcto tratamiento de las diferentes enfermedades concomitantes puede reducir las hospitalizaciones e incluso alargar la supervivencia de los pacientes con EPOC. En este contexto, el papel de las estatinas es motivo de especial atención. Estos fármacos, más allá de su potencial hipolipemiante, tienen propiedades antiinflamatorias. Según ciertos estudios, su utilización podría ser de interés en el paciente con EPOC, ya que se ha sugerido que podría frenar la caída del FEV_1 anual, reducir las exacerbaciones y mejorar la supervivencia. No obstante, la escasa base científica impide recomendar su empleo. Los β-bloqueantes, tradicionalmente contraindicados en los pacientes con enfermedades de la vía aérea, se ha descubierto que no comportan mayor riesgo, especialmente si son cardioselectivos. De hecho, un estudio incluso sugiere que su empleo podría asociarse a una mejoría pronóstica en pacientes hospitalizados con EPOC.

Recomendaciones prácticas

- El diagnóstico de EPOC debe sospecharse ante cualquier paciente que presente tos, expectoración, disnea y una historia de exposición a los factores de riesgo de la enfermedad, especialmente al tabaco. La confirmación diagnóstica exige la realización de una espirometría en la que se demuestre un FEV_1/FVC inferior al 0,7 tras tratamiento con agente broncodilatador.

- La valoración de la enfermedad debe ser multidimensional. En AP, además de la determinación del FEV_1, también se debe valorar el grado de disnea (se recomienda escala MRC modificada), la comorbilidad y la frecuencia y gravedad de las exacerbaciones. Además se recomienda utilizar cuestionarios específicos de calidad de vida, sencillos y abreviados como el CAT.

- El abandono del tabaco es la medida esencial y prioritaria en el manejo de la EPOC. La actividad física diaria y regular también ha demostrado beneficios, por lo que debe ser recomendada a todos los pacientes, con independencia de la gravedad de su enfermedad y de su edad.

- El primer escalón terapéutico es el uso de broncodilatadores de acción prolongada (anticolinérgicos o β_2-adrenérgicos). Estos fármacos son superiores a los broncodilatadores de acción corta, que se reservan para el alivio inmediato de los síntomas y cuyo uso será a demanda.

- Los fármacos antiinflamatorios (CSI o roflumilast) están especialmente indicados en pacientes que presentan dos o más agudizaciones anuales. También pueden considerarse los esteroides inhalados en los casos donde exista cierto componente asmatiforme.

- El tratamiento de la EPOC debe ser integral. En él, además de las manifestaciones pulmonares, también se debe optimizar el control sobre las manifestaciones extrapulmonares y sobre la comorbilidad.

Bibliografía

1. Anthonisen NR, Skeans MA, Wise RA, *et al.* The effects of a smoking cessation intervention on 14,5-year mortality: a randomized clinical trial. Ann Intern Med. 2005; 142: 233-9.

2. Calverley PM, Anderson JA, Celli B, *et al.* Salmeterol and fluticasone propionate and survival in chronic obstructive pulmonary disease. N Engl J Med. 2007; 356: 775-89.

3. Han MK, Agustí A, Calverley PM, *et al.* Chronic obstructive pulmonary disease phenotypes. The future of COPD. Am J Respir Crit Care Med. 2010; 182: 598-604.

4. Hogg JC, Chu F, Utokaparch S, *et al.* The nature of small-airway obstruction in chronic obstructive pulmonary disease. N Engl J Med. 2004; 350: 2645-53.

5. Miravitlles M, Soriano JB, García-Río R, *et al.* Prevalence of COPD in Spain: impact of undiagnosed COPD on quality of life and daily life activities. Thorax. 2009; 64: 863-8.

6. Peces-Barba G, Barberà JA, Agustí A, *et al.* Guía clínica SEPAR-ALAT de diagnóstico y tratamiento de la EPOC. Arch Bronconeumol. 2008; 44: 271-81.

7. Rabe KF, Hurd S, Anzueto A, *et al.* Global strategy for the diagnosis, management, and prevention of chronic obstructive pulmonary disease. GOLD executive summary. Am J Respir Crit Care Med. 2007; 176: 532-55.

8. Soler-Cataluña JJ, Calle M, Cosio B, *et al.* Estándares de calidad asistencial en la EPOC. Arch Bronconeumol. 2009; 45: 297-303.

9. Tashkin DP, Celli B, Senn S, *et al.* A 4 year trial of tiotropium in chronic obstructive pulmonary disease. N Engl J Med. 2008; 359: 1543-54.

10. Troosters T, Casaburi R, Gosseslink R, Decramer M. Pulmonary rehabilitation in chronic obstructive pulmonary disease. State of the art. Am J Respir Crit Care Med. 2005; 172: 19-38.

Capítulo 2

Control y tratamiento ambulatorio del paciente asmático

L. M. Entrenas Costa

Sinopsis

El objetivo del tratamiento del asma es lograr y mantener el control de la enfermedad. Para iniciarlo, primero debe determinarse el nivel de gravedad del paciente, ya que cada uno de ellos lleva aparejado un escalón terapéutico. En las sucesivas revisiones, el tratamiento debe variarse en función del grado de control. En el presente capítulo, se revisa cómo determinar la gravedad y el grado de control de la enfermedad y cómo ajustar el arsenal terapéutico disponible en cada caso.

1 Objetivos del tratamiento del asma

El principal objetivo del tratamiento del asma bronquial es lograr y mantener el control de la enfermedad, entendido éste como una combinación de ausencia de síntomas (diurnos, nocturnos y tras el ejercicio físico), mantenimiento de la actividad (laboral, escolar y de ocio), no necesitar medicación broncodilatadora de rescate y mantener una función pulmonar normal. En un intento de dar proyección temporal al control de la enfermedad, las guías apuntan que, además, debe reducirse el riesgo futuro, definido éste como una disminución de la inestabilidad clínica, una reducción de las exacerbaciones, el mantenimiento de la función pulmonar dentro de los límites de la normalidad en el tiempo y la ausencia de efectos adversos de la medicación (véase la tabla 1).

<table>
<tr><td>Tabla 1. El concepto de control del asma abarca dos dominios:
control actual y riesgo futuro, cada uno definido por una serie de ítems.
El objetivo del tratamiento debe ser incrementar el control actual
y disminuir el riesgo futuro</td></tr>
</table>

Control actual:

- Prevenir síntomas diurnos, nocturnos y tras el ejercicio físico
- No necesitar agonistas β_2 de rescate más de dos veces por semana
- Función pulmonar normal, o casi
- Mantener las actividades de la vida cotidiana, incluido el ejercicio físico
- Cumplir las expectativas del paciente y su familia

Riesgo futuro:

- Prevenir las exacerbaciones y la mortalidad
- Minimizar la pérdida progresiva de la función pulmonar
- Evitar los efectos adversos de la medicación

2 Tratamiento no farmacológico

El tratamiento no sólo contempla medidas farmacológicas. A la recomendación general de evitar el tabaco (que en el paciente asmático debe de enfatizarse) ha de instruirse al paciente para que sea capaz de evitar, mediante medidas de control adecuadas, los desencadenantes a los que se encuentra sensibilizado (incluidos los fármacos) y que son capaces de provocarle síntomas.

El segundo punto es la educación, puesto que, como en toda enfermedad crónica, no basta con la simple prescripción del medicamento adecuado al nivel de gravedad, sino que está demostrado que hacer partícipe al paciente de su tratamiento e incluirlo en un programa educativo mejora el control de la enfermedad porque contribuye, de manera importante, a incrementar el cumplimiento de la medicación, que suele distar mucho de ser el ideal.

La educación abarca todas las actuaciones encaminadas a controlar la enfermedad. Éstas pueden ser meramente informativas o de índole conductual, a fin de modificar comportamientos. El objetivo es que, al final del proceso educativo, los propios pacientes sean capaces de desarrollar las estrategias necesarias para tomar sus propias decisiones y que éstas se sitúen siempre dentro de las guías de orientación proporcionadas por su médico, por lo que se recomienda en atención primaria que, al menos, se realicen unas actuaciones mínimas educativas (véase la tabla 2).

Tabla 2. Relación de los contenidos educativos que deben aplicarse en el manejo de todo paciente asmático
Saber que es una enfermedad crónica que precisa tratamiento aunque se encuentre bien
Diferenciar entre medicación controladora (antiinflamatorios) y aliviadora (broncodilatadores)
Reconocer los síntomas de la enfermedad
Usar correctamente los dispositivos inhalatorios
Identificar los desencadenantes de síntomas y saber cómo evitarlos
Monitorizar el curso clínico con síntomas o pico espiratorio de flujo
Reconocer los signos de empeoramiento
Saber cómo actuar ante el deterioro para evitar crisis

3 Tratamiento farmacológico

La medicación para el asma puede dividirse en controladora o aliviadora, según esté dirigida a tratar la inflamación o el broncoespasmo, respectivamente.

3.1 *Medicación controladora*

La medicación antiinflamatoria o de control es aquella que debe ser tomada a largo plazo para mantener el asma persistente bajo control.

3.1.1 *Glucocorticoides inhalados*

Los glucocorticoides inhalados constituyen el primer escalón de tratamiento, ya que son la terapia antiinflamatoria más eficaz. Controlan la inflamación y mejoran los síntomas, la calidad de vida y la función pulmonar, a la vez que son capaces de reducir la hiperreactividad bronquial, las exacerbaciones y la mortalidad.

Sin embargo, no suponen un tratamiento curativo en el sentido de modificar la historia natural de la enfermedad, ya que, cuando se interrumpen, el control del asma comienza a deteriorarse de manera paulatina.

Ejercen su efecto inhibiendo la transcripción de mediadores de la inflamación y la función de diversas células inflamatorias.

Las recomendaciones de las diferentes guías indican que se empleen a la dosis más baja eficaz, ya que su curva dosis-respuesta, especialmente cuando se utilizan a dosis altas, suele ser relativamente plana, por lo que la mayoría

Tabla 3. Intervalo de dosis baja, media o alta para cada glucocorticoide inhalado que se comercializa. Modificado de la *GEMA*			
Fármaco	*Dosis baja (µg/día)*	*Dosis media (µg/día)*	*Dosis alta (µg/día)*
Beclometasona	200-500	501-1.000	1.001-2.000
Budesónida	200-400	401-800	801-1.600
Fluticasona	100-250	251-500	501-1.000
Ciclesonida	80-160	161-320	321-1.280

de sus efectos terapéuticos se logran a dosis bajas (400 µg/día de budesónida o equivalente). Por lo general, subir más la dosis no se asocia con mayores beneficios terapéuticos y sí con mayores efectos secundarios, aunque en esto hay importantes variaciones interindividuales (posiblemente, también por la mala adherencia), por lo que en algunos individuos (especialmente en los fumadores activos) pueden ser necesarias mayores dosis. No obstante, en adultos, si no se consigue el control, las guías indican que es preferible añadir un segundo fármaco a incrementar la dosis. La tabla 3 indica, para cada glucocorticoide inhalado que se comercializa, el intervalo de dosis que se considera baja, media o alta.

Los efectos secundarios suelen ser leves y de tipo local, como la aparición de disfonía o candidiasis del territorio faringolaríngeo. El uso de cámaras espaciadoras, en el caso de los cartuchos presurizados, y el enjuague sistemático de la zona, especialmente alcalinizando el medio, suelen reducirlos de forma significativa.

Los efectos sistémicos que se describen para los glucocorticoides inhalados son similares a los encontrados por vía sistémica. Sin embargo, en la práctica clínica, la mayoría de las veces puede que se solapen con los ciclos de glucocorticoides administrados por vía sistémica que han sido precisos para controlar las exacerbaciones provocadas por el curso clínico de la enfermedad.

3.1.2 *Agonistas β_2-adrenérgicos de acción prolongada*

Siempre deben utilizarse asociados a un glucocorticoide inhalado y nunca solos como medicación controladora aislada en monoterapia. Esta opción de asociarlos es la recomendada por las guías de práctica clínica para el caso de no lograr el control sólo con un glucocorticoide inhalado en vez de incrementar la dosis de éstos.

Mejoran tanto los síntomas diurnos y nocturnos como la función pulmonar, y descienden las necesidades de medicación de rescate, así como las exacerbaciones.

Ejercen su acción clínica relajando el músculo liso bronquial al estimular los receptores β_2-adrenérgicos. Además, mejoran el aclaramiento mucociliar y disminuyen la permeabilidad vascular, por lo que se ha insinuado que tengan cierto efecto antiinflamatorio que no se ha demostrado en la práctica clínica.

Aunque existen comercializados para administrar por diferentes vías, la de elección es la inhalatoria y se dispone de dos productos: salmeterol y formoterol. Ambos se administran cada 12 horas y se diferencian en el tiempo que precisan para alcanzar el efecto terapéutico máximo, ya que éste se logra rápidamente en el caso del formoterol y es mucho más lento con el salmeterol.

Los efectos secundarios son menores cuando se emplean por vía inhalatoria. Los más frecuentes son los cardiovasculares y la hipokaliemia. Puede existir tolerancia tras su uso, pero, por lo general, ésta no tiene trascendencia clínica.

3.1.3 *Combinaciones de glucocorticoide inhalado y agonista β_2-adrenérgico de acción prolongada*

El uso de dispositivos que combinan en dosis fijas un glucocorticoide inhalado y un agonista β_2 de acción prolongada es tan efectivo como usar las dos sustancias por separado, a la vez que mejora el cumplimiento de la medicación, asegurando que el paciente siempre toma un antiinflamatorio, por lo que constituyen la forma de administración recomendada en caso de precisar utilizar este tratamiento.

Existen tres posibilidades con diferentes dispositivos: fluticasona-salmeterol, disponible tanto en polvo seco como en cartucho presurizado; budesónida-formoterol, disponible sólo en polvo seco, y beclometasona-formoterol, disponible en cartucho presurizado con una formulación extrafina.

3.1.4 *Antagonistas de los receptores de los leucotrienos*

Administrados por vía oral, bloquean el receptor celular de los cisteinil-leucotrienos, por lo que inhiben la acción de estos mediadores de la inflamación.

Mejoran la función pulmonar y reducen la inflamación, así como las exacerbaciones. En las guías quedan posicionados como medicación controladora única, alternativa a los glucocorticoides o añadidos a éstos para reducir su dosis y lograr el control.

Sólo están disponibles: zafirlukast, que precisa dos dosis diarias y control de la función hepática en las primeras semanas tras la prescripción, y montelukast, que se administra una vez al día y no precisa monitorizar las transaminasas.

Tienen efecto sobre la rinitis alérgica, por lo que, en el caso de existir como comorbilidad, pueden ser una opción terapéutica acorde con el concepto de vía aérea única que trata de identificar la rinitis alérgica y al asma bronquial como expresión en distintos órganos de la misma enfermedad.

3.1.5   Glucocorticoides orales

Su mecanismo de acción es similar al que muestran por vía inhalatoria, aunque por vía sistémica pueden alcanzar otras dianas terapéuticas. Su papel como controladores queda limitado a un correcto balance riesgo-beneficio, debido a los importantes efectos secundarios que pueden originar cuando se emplean a largo plazo, por lo que siempre debe individualizarse su dosis e intentar que sea la mínima eficaz.

3.1.6   Cromonas

Tanto cromoglicato como nedocromil no son considerados como tratamiento de mantenimiento eficaz en las guías de tratamiento del adulto.

3.1.7   Teofilinas

Su mecanismo de acción es broncodilatador; en general son menos eficaces que los agonistas β_2-adrenérgicos. Sólo se recomiendan en el asma grave, como tratamiento que añadir, en caso de no funcionar las opciones de elección.

3.1.8   Omalizumab

La introducción de los anticuerpos monoclonales antiinmunoglobulina E (IgE) es una opción de tratamiento en el asma alérgica grave con niveles de IgE elevados cuando no se logra el control con la medicación habitual. Administrado por vía subcutánea, ha demostrado mejorar el control diario al disminuir los síntomas y las exacerbaciones, y la mayoría de las guías anteponen su uso al de los glucocorticoides orales como medicación de mantenimiento, por baja que sea su dosis.

3.2   Medicación de rescate

La medicación de rescate, broncodilatadora o de alivio está integrada por medicamentos broncodilatadores de acción rápida que, usados a demanda, son capaces de revertir los síntomas causados por broncoconstricción aguda. El incremento de su necesidad debe correlacionarse con una pérdida del control de la enfermedad e indica que debe valorarse la posibilidad de modificar la medicación controladora.

Los fármacos de elección empleados son salbutamol y terbutalina, ambos por vía inhalatoria. Proporcionan alivio rápido de los síntomas y deben prescribirse siempre a demanda porque su uso pautado se asocia a pérdida de control de la enfermedad. En casos muy excepcionales, generalmente por efectos secundarios significativos, puede contemplarse el bromuro de ipratropio inhalado como medicación de rescate.

4　Manejo escalonado

El uso de la medicación controladora debe indicarse en cada paciente de manera individualizada, de acuerdo con un esquema escalonado, ajustado a su gravedad, y, dado que se trata de una enfermedad variable, seguir ajustes periódicos en función del grado de control que se logre.

La tabla 4 muestra los seis escalones de tratamiento que propone la *Guía Española para el Manejo del Asma (GEMA)*. Cada columna corresponde a un escalón de tratamiento. En la parte superior de cada una de ellas se indica la medicación recomendada, inmediatamente debajo figuran otras opciones y, en la parte inferior de cada columna, la medicación de rescate que, para todos los casos, consiste en agonistas β_2-adrenérgicos de acción rápida a demanda.

En el *escalón 1* no es necesaria la medicación de control, sólo la de rescate. Se trata de pacientes con clínica muy ocasional y que requieren broncodilatadores a demanda menos de dos veces por semana. Se encuentran asintomáticos y con función pulmonar dentro de la normalidad, aunque no están exentos de sufrir una crisis. En este escalón, incrementar la necesidad de medicación de rescate a más de dos veces por semana es indicación de comenzar con medicación de mantenimiento.

En el *escalón 2,* la opción recomendada es comenzar la medicación controladora con glucocorticoides inhalados a dosis bajas (véase la tabla 4), que deben ser empleados a diario aunque el paciente se encuentre bien y no sienta efecto aparente al utilizarlos. Suele ser el escalón inicial de tratamiento para todos los pacientes que comienzan a manifestar síntomas. Como alternativa figura el uso de los antagonistas de los receptores de los leucotrienos para pacientes que no deseen tomar glucocorticoides inhalados o que sufran efectos secundarios significativos.

Tabla 4. Escalones de tratamiento propuestos en la *GEMA*. Cada columna corresponde a un escalón de tratamiento. En la parte superior de cada una de ellas se indica la medicación recomendada, inmediatamente debajo figuran otras opciones y, en la parte inferior de cada columna, la medicación de rescate, que, para todos los casos, consiste en agonistas β_2-adrenérgicos a demanda

Descender ← *Escalones de tratamiento* → *Incrementar*

	Escalón 1	Escalón 2	Escalón 3	Escalón 4	Escalón 5	Escalón 6
Recomendable		Glucocorticoides inhalados a dosis bajas	Glucocorticoides inhalados a dosis bajas + agonista β_2-adrenérgico de acción prolongada	Glucocorticoides inhalados a dosis medias + agonista β_2-adrenérgico de acción prolongada	Glucocorticoides inhalados a dosis altas + agonista β_2-adrenérgico de acción prolongada	Glucocorticoides inhalados a dosis altas + agonista β_2-adrenérgico de acción prolongada + glucocorticoides orales
Otras opciones		Antileucotrieno	Glucocorticoides inhalados a dosis medias / Glucocorticoides inhalados a dosis bajas + antileucotrieno	Glucocorticoides inhalados a dosis medias + antileucotrieno	Añadir: − Antileucotrieno − Teofilina − Omalizumab	
Rescate	Agonista β_2-adrenérgico de acción rápida					

Tratamiento de mantenimiento

En el *escalón 3*, se mantiene el glucocorticoide inhalado a dosis bajas y se añade un segundo fármaco controlador. De elección figura en las guías un agonista β_2-adrenérgico de acción prolongada (salmeterol o formoterol), y, dado que existen dispositivos que combinan ambos fármacos, lo ideal es emplear una combinación (ya que su efectividad está comprobada al mismo nivel que los fármacos por separado), pues mejora el cumplimiento y asegura que el agonista β_2-adrenérgico se toma acompañado de un glucocorticoide inhalado.

Si la combinación elegida contiene formoterol, un agonista β_2-adrenérgico de acción prolongada pero con un inicio de acción rápido, puede emplearse como mantenimiento y rescate simultáneamente.

Como opciones alternativas se propone subir hasta dosis medias el glucocorticoide inhalado (véase la tabla 4), o bien mantenerlo a dosis bajas y añadir un antagonista de los receptores de los leucotrienos.

En el *escalón 4*, la medicación de elección es una combinación de glucocorticoide inhalado a dosis medias (véase la tabla 4) y un agonista β_2-adrenérgico de larga duración. Como opción alternativa, puede sustituirse éste por un antagonista de los receptores de los leucotrienos, pero esta combinación no consigue incrementar el grado de control ni disminuir las exacerbaciones.

En el *escalón 5*, la opción recomendada consiste en incrementar la dosis de glucocorticoide inhalado hasta su límite superior (véase la tabla 4), o, como sugieren algunas guías, fraccionar las dosis en cuatro tomas diarias. Si no se logra alcanzar el control, se pueden añadir una o más de las opciones siguientes: un antagonista de los receptores de los leucotrienos, teofilinas de liberación retardada u omalizumab.

Por último, en el *escalón 6*, además de administrar los fármacos del escalón anterior, para los pacientes que presentan limitación de su actividad o exacerbaciones frecuentes está indicado el uso de glucocorticoides orales siempre a la dosis mínima eficaz y durante el mínimo tiempo posible.

En todos los escalones debe prescribirse un agonista β_2-adrenérgico de acción rápida e indicar su uso cuando se precise, además de las medidas educativas básicas apuntadas y el control de desencadenantes, incluido el consejo antitabaco.

4.1　¿Cómo iniciar el tratamiento?

Uno de los problemas clínicos diarios en el manejo del asma es saber con qué fármaco, o combinación, debe comenzarse el tratamiento. Para ello hay que cla-

Tabla 5. Clasificación del asma en función de la gravedad. El paciente debe ser encuadrado en el grupo más grave del que cumpla, al menos, uno de los criterios

	Intermitente	*Persistente leve*	*Persistente moderada*	*Persistente grave*
Síntomas diurnos	No (dos o menos días a la semana)	Más de dos días a la semana	Diarios	Continuos
Medicación de rescate	No (dos o menos días a la semana)	Más de dos días a la semana	Todos los días	Varias veces al día
Síntomas nocturnos	No más de dos veces al mes	Más de dos veces al mes	Más de una vez a la semana	Frecuentes
Limitación de actividad	Ninguna	Algo	Bastante	Mucha
Función pulmonar (FEV_1 o FEM como porcentaje teórico)	> 80 %	> 80 %	> 60 % - < 80 %	≤ 60 %
Exacerbaciones	Ninguna	Ninguna o una al año	Dos o más al año	Dos o más al año

sificar al paciente, con arreglo a la gravedad, en «asma intermitente» o «asma persistente», y, dentro de ésta, precisar si es leve, moderada o grave. La tabla 5 muestra la clasificación del asma en función de la gravedad. El paciente debe ser encuadrado en el grupo más grave del que cumpla, al menos, uno de los criterios.

Cada nivel de gravedad lleva aparejado un escalón de tratamiento. La tabla 6 muestra el recomendado para comenzar según el nivel de gravedad.

Dado que el asma es una enfermedad esencialmente cambiante y que «variabilidad» es uno de los mejores calificativos que la definen, el tratamiento no es fijo, sino que debe ser cambiado y ajustado en las sucesivas visitas, según el control que presente la enfermedad. La tabla 7 muestra cómo determinar el grado de control de ésta. El paciente debe ser clasificado en el peor nivel de control del que cumpla, al menos, una característica.

El tratamiento debe seguir ajustes periódicos en función del grado de control (véase el algoritmo 1). Así, si el paciente se encuentra mal controlado, debe incrementarse la medicación controladora subiendo un escalón terapéutico de

Tabla 6. Escalón de tratamiento recomendado para comenzar la medicación según el nivel de gravedad

	Intermitente	Persistente		
		Leve	*Moderada*	*Grave*
Necesidad de tratamiento para mantener control	Escalón 1	Escalón 2	Escalón 3 o escalón 4	Escalón 5 o escalón 6

los indicados en la tabla 4. Si el paciente se encuentra parcialmente controlado, puede considerarse incrementar la medicación, siempre realizando un adecuado balance entre los potenciales beneficios que alcanzar y los posibles efectos secundarios que podemos desencadenar con el tratamiento. Por último, si en las revisiones el paciente se encuentra controlado, debe considerarse la reducción de escalón terapéutico para intentar lograr el control con el menor número de medicamentos y la dosis más baja posible.

Tabla 7. Niveles de control. El paciente debe ser clasificado en el peor nivel de control del que cumpla, al menos, una característica

	Bien controlada (las cumple todas)	*Parcialmente controlada*	*Mal controlada*
Síntomas diurnos	Ninguno o ≤ 2 días a la semana	> 2 días a la semana	Si ≥ 3 características de asma parcialmente controlada
Limitación de actividades	Ninguna	Cualquiera	
Síntomas nocturnos (despertares)	Ninguno	Cualquiera	
Necesidad de medicación de rescate	Ninguna o ≤ 2 días a la semana	> 2 días a la semana	
Función pulmonar: – FEV_1 – FEM	> 80 % del teórico > 80 % del mejor valor personal	< 80 % del teórico < 80 % del mejor valor personal	
Cuestionarios validados: – ACT – ACQ	≥ 20 $\leq 0{,}75$	16 - 19 $\geq 1{,}5$	≤ 15 No aplicable
Exacerbaciones	Ninguna	≥ 1 al año	≥ 1 en cualquier semana

4.2   *Modificación del tratamiento en función del grado de control*

En las revisiones que deben programarse a todo paciente asmático, el tratamiento será evaluado en función del grado de control que presente.

El primer paso consiste en determinar el nivel de control del asma que el paciente tiene (véase la tabla 7). Luego, en función de éste, se establecerá la correspondiente acción terapéutica: incrementar la medicación en caso de asma no controlada, valorar una modificación al alza en caso de asma parcialmente controlada o mantener, e incluso descender, en busca de la dosis mínima eficaz en caso de asma controlada (véase el algoritmo 1).

El procedimiento sobre cómo incrementar, mantener o descender la medicación ajustándola a un escalón terapéutico (véase la tabla 4) está basado en recomendaciones de expertos.

4.2.1   *Descensos de medicación*

Cuando el paciente se encuentra en situación de asma controlada, el objetivo debe consistir en alcanzar la mínima dosis eficaz para mantener el control de la enfermedad. Sin embargo, son escasos los datos bibliográficos sobre la duración óptima

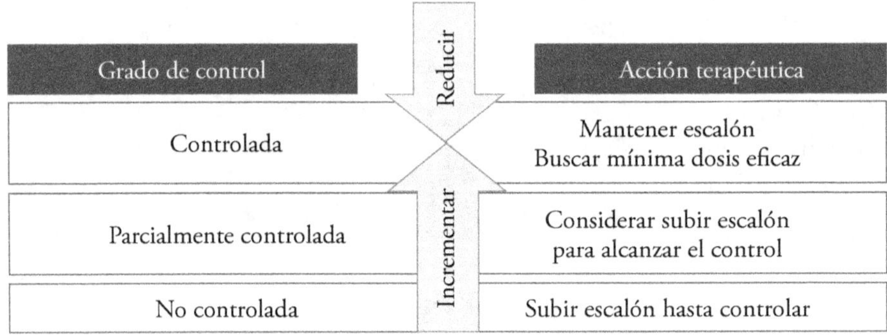

Algoritmo 1. El tratamiento debe variarse en las sucesivas revisiones en función del grado de control. En la columna de la izquierda se muestra el grado de control; en la derecha, la acción aconsejada. Si el paciente se encuentra mal controlado, debe incrementarse la medicación controladora y subir un escalón terapéutico. Si el paciente se encuentra parcialmente controlado, puede considerarse incrementar la medicación, siempre con un adecuado equilibrio entre los potenciales beneficios y los efectos secundarios que podemos desencadenar con el tratamiento. Por último, si se encuentra controlado, debe considerarse la reducción de escalón terapéutico para intentar lograr el control con el menor número de medicamentos y la dosis más baja posible.

de una determinada dosis y la frecuencia para realizar los cambios. Las guías aconsejan diferentes pautas en función del tratamiento que se esté realizando.

Si sólo se están utilizando glucocorticoides inhalados, la dosis puede revisarse cada tres meses y se puede descender al 50 % si se mantiene el control o, incluso, pautarla en dosis única cada 24 horas.

Cuando se emplea una combinación de glucocorticoide inhalado y agonista β_2-adrenérgico de acción prolongada, la opción más recomendada para no perder el control es descender la dosis de glucocorticoide, manteniendo el β_2.

4.2.2   Incrementos de medicación

La pérdida de control suele asociarse con un aumento de las necesidades de medicación de rescate (salbutamol o terbutalina), lo que suele implicar un aumento de la medicación controladora.

La bibliografía indica que doblar la dosis de glucocorticoide inhalado no suele tener efecto, aunque el resultado de cuadruplicarla es por lo general similar al de administrar un ciclo corto de glucocorticoides orales. Las recomendaciones de las guías suelen mantener la dosis alta de una a dos semanas, aunque no se dispone de información para determinar el tiempo óptimo que debe mantenerse este incremento. El mayor beneficio suele asociarse a intervenciones precoces.

4.2.3   Suspensión de la medicación

El tratamiento antiinflamatorio podría suspenderse tras un año de mantener el control con dosis bajas de medicación controladora. Mantener el control implica, además de la ausencia de síntomas diurnos o nocturnos, mantener la actividad, no precisar medicación de rescate y tener una espirometría normal.

Aunque se pueda suspender el tratamiento de mantenimiento, se debe advertir al paciente que la aparición de síntomas o la necesidad de usar broncodilatadores de rescate dos veces por semana obliga a reinstaurar la medicación controladora.

Recomendaciones prácticas

- Los glucocorticoides inhalados son el tratamiento inicial de elección y carecen de efectos secundarios significativos.

- Los agonistas β_2-adrenérgicos de acción prolongada nunca deben emplearse solos, siempre en combinación con un glucocorticoide inhalado.

- El aumento de las necesidades de medicación de rescate debe relacionarse con una pérdida del control de la enfermedad e indica que debe valorarse la modificación de la medicación controladora.

- Los agonistas β_2-adrenérgicos de acción rápida (de rescate) deben prescribirse siempre a demanda, porque su uso pautado se asocia a pérdida de control de la enfermedad.

- El inicio de la medicación controladora debe indicarse en cada paciente de manera individualizada, de acuerdo con un esquema escalonado ajustado a su gravedad, y, dado que se trata de una enfermedad variable, seguir ajustes periódicos en función del grado de control que se logre.

Bibliografía

1. Álvarez FJ, Barchilón V, Casas F, *et al.* Documento de consenso sobre asma bronquial en Andalucía. Rev Esp Patol Torac. 2009; 21 (4): 201-35.
2. Área Asma de SEPAR. GEMA 2009. Guía Española para el Manejo del Asma. Arch Bronconeumol. 2009; 45 (supl 7): 2-35. Disponible en: http://www.gemasma.com.
3. Bateman ED, Boushey HA, Bousquet J, *et al.* Can guideline defined asthma control be achieved? The Gaining Optimal Asthma Control Study. Am J Respir Crit Care Med. 2004; 170: 836-44.
4. Entrenas LM. Tratamiento del asma con corticoides inhalados: mecanismos de acción, indicaciones y efectos secundarios. Arch Bronconeumol. 2001; 37 (supl 3): 20-4.
5. Global Initiative for Asthma. GINA workshop report, global strategy for asthma management and prevention. Disponible en: http://www.ginasthma.org.
6. O'Byrne PM, Bisgaard H, Godard PP, *et al.* Budsonide/formoterol combination therapy as both maintenance and reliever medication in asthma. Am J Respir Crit Care Med. 2005; 171: 129-36.

Capítulo 3

Uso de antimicrobianos en el tratamiento de las infecciones respiratorias extrahospitalarias

J. L. López-Campos Bodineau, E. Quintana Gallego

Sinopsis

En este capítulo se describen el tratamiento antimicrobiano en la bronquitis aguda, la exacerbación de la enfermedad pulmonar obstructiva crónica (EPOC) y la neumonía adquirida en la comunidad (NAC). En la bronquitis aguda, no se recomienda el tratamiento antibiótico de rutina. Igualmente, el papel de los antimicrobianos en la exacerbación debe ofertarse a pacientes seleccionados. Sin embargo, el tratamiento antibiótico está siempre indicado en la neumonía y se establece de forma empírica basándose en la gravedad del cuadro, la etiología más probable y la prevalencia de las resistencias de los microorganismos más frecuentes en nuestra área.

1 Introducción

Las infecciones del aparato respiratorio constituyen un problema de salud de enorme importancia por su elevada prevalencia y potencial impacto en la salud de los pacientes. El adecuado manejo de los antimicrobianos en atención primaria tiene igualmente una gran importancia, ya que de su correcta utilización no sólo sale beneficiado el paciente que lo recibe, sino también la comunidad. En las próximas líneas repasaremos los principales cuadros infecciosos con foco respiratorio en la medicina comunitaria con objeto de guiar al clínico en la toma de decisiones. En concreto, describiremos la bronquitis aguda, la exacerbación de la EPOC (eEPOC) y la NAC.

2   Bronquitis aguda

2.1   Concepto

La bronquitis aguda es un diagnóstico clínico que indica una infección aguda del tracto respiratorio en la que la tos, con o sin expectoración, es una característica predominante. Alrededor del 5 % de los adultos en Estados Unidos refiere un episodio de bronquitis aguda cada año y alrededor del 90 % de estas personas buscan atención médica. Los virus respiratorios, especialmente la influenza, parecen ser la causa de la mayoría de los casos de bronquitis aguda no complicada. Entre las causas bacterianas, *Bordetella pertussis, Mycoplasma pneumoniae* y *Chlamydia pneumoniae* se han establecido como causas no virales más frecuentes de la bronquitis aguda no complicada de adultos.

2.2   Diagnóstico

El objetivo principal del proceso diagnóstico es descartar la presencia de una neumonía, ya que una causa muy común de la enfermedad es la tos aguda y, potencialmente, la más grave. Aunque en adultos sanos la ausencia de alteraciones de signos vitales (frecuencia cardíaca, frecuencia respiratoria o la temperatura) y de asimetría en la auscultación respiratoria reduce la probabilidad de neumonía, la distinción final se realiza mediante una radiografía simple del tórax en dos proyecciones. En caso de duda o de sintomatología prolongada, debe realizarse esta exploración. Un signo clínico que tener en cuenta es la purulencia del esputo. Esta purulencia se produce cuando las células inflamatorias o las células epiteliales descamadas están presentes en el esputo y puede derivarse de una infección viral o bacteriana.

2.3   Tratamiento

El tratamiento antibiótico de rutina de la bronquitis aguda no tiene un impacto consistente en la duración o gravedad de la enfermedad o en las complicaciones potenciales, como el desarrollo de neumonía. Los metaanálisis disponibles no han podido encontrar ningún efecto del tratamiento antibiótico en la duración de la enfermedad, la limitación de la actividad o la pérdida de trabajo, por lo que se concluye que el tratamiento antibiótico de rutina de los adultos con bronquitis aguda no se justifica, independientemente de la duración de la tos. Por este motivo, el tratamiento es sintomático con el uso de antipiréticos, analgésicos o antitusígenos.

En el caso de *B. pertussis* (tos ferina), se debe limitar el tratamiento a los pacientes con una alta probabilidad de exposición que, por lo general, ocurren durante un brote. En estos casos, los antibióticos se recomiendan principalmente con el objetivo de disminuir la excreción del patógeno y la propagación de la enfermedad, ya que la terapia antimicrobiana no parece resolver los síntomas si se inicia de siete a diez días después de la aparición de la enfermedad.

Los médicos que atienden a estos pacientes deben valorar la falta de beneficio del tratamiento antibiótico y no hacer un uso indiscriminado de la antibioterapia. La evidencia disponible indica que la satisfacción del paciente no depende de la recepción de un antibiótico, sino de la comunicación médico-paciente. En este sentido, el médico debe informar y ofrecer expectativas realistas para la duración de los síntomas (de diez a catorce días de media). Además, es preciso informar sobre los riesgos del uso innecesario de antibióticos, como son: el aumento de la probabilidad de incrementar las resistencias a los antibióticos, los efectos secundarios y la posibilidad de reacciones adversas raras pero graves, como la anafilaxia.

Dado que el virus de la gripe es el agente etiológico más frecuente de bronquitis aguda, una opción de tratamiento pueden ser los antivirales como el oseltamivir. Es importante sopesar el coste de estos fármacos y la posibilidad de la aparición de resistencia viral, por un lado, con el acortamiento de los síntomas que consiguen por otro, que suele estar en torno a un día. Los agentes antivirales, para ser eficaces, deben ser suministrados dentro de las 48 horas de aparición de los síntomas.

3   eEPOC

El tratamiento de la eEPOC se fundamenta en la optimización del tratamiento broncodilatador, la asociación de corticoides sistémicos y la valoración de la necesidad de antibioterapia. El tratamiento ambulatorio previo deberá mantenerse y optimizarse con el empleo de broncodilatadores de acción rápida a dosis elevadas. Los broncodilatadores de acción corta constituyen la base del tratamiento por su efecto sobre la reducción de los síntomas y la función pulmonar.

Sobre los corticoides sistémicos disponemos de, al menos, cinco ensayos clínicos y tres metaanálisis que han aportado información consistente sobre su uso en la eEPOC moderada-severa. Los corticoides sistémicos mejoran los síntomas y la función pulmonar y disminuyen el fracaso terapéutico, la posibilidad de recidiva y la estancia hospitalaria. La pauta recomendada es de 0,5 mg/kg/día de prednisona en dosis única matutina durante de siete a diez días. Prolongar el tratamiento más de catorce días no mejora la evolución y se asocia con una mayor incidencia de efectos adversos. En ciclos puntuales no suele ser necesaria la disminución paulatina de las dosis.

A pesar de su uso extendido, el papel de los antimicrobianos en la eEPOC está poco claro. Diversos trabajos estiman que tan sólo el 50 % de las eEPOC son de etiología bacteriana y por tanto sólo éstas son susceptibles de tratamiento. Los gérmenes más frecuentes son *Haemophilus influenzae, Streptococcus pneumoniae* y *Moraxella catarrhalis.* Sin embargo, existe un problema en la práctica clínica diaria para detectar a estos pacientes con infección bacteriana, ya que muchos de ellos tienen colonización bacteriana también en fase estable y los métodos disponibles no tienen un perfil diagnóstico que ayude a tomar una decisión en el momento. Por este motivo, los criterios de orientación son clínicos, como la purulencia del esputo o la gravedad de la exacerbación.

Existen tres familias de antibióticos con un espectro empírico que incluye las bacterias más frecuentemente implicadas. Éstos son β-lactámicos (penicilinas y cefalosporinas), quinolonas y macrólidos. La elección de una u otra familia se basa en la gravedad de la enfermedad, la presencia de comorbilidad importante y la sospecha de *Pseudomonas aeruginosa,* como se indica en la tabla 1.

Tabla 1. Tratamiento antibiótico empírico en la eEPOC				
Gravedad EPOC	*Factores riesgo*	*Primera elección*	*Alternativas*	*Duración*
$FEV_1 \geq 50\ \%$	Sin comorbilidad*	Amoxicilina-clavulánico†	Cefalosporinas orales	5-7 días
	Con comorbilidad*	Quinolonas orales	Amoxicilina-clavulánico	
$FEV_1 < 50\ \%$	Sin sospecha *Pseudomonas‡*			
	Con sospecha *Pseudomonas‡*	Ciprofloxacino Levofloxacino	β-lactámico *antipseudomonas*	10 días

FEV_1: volumen espiratorio forzado en el primer segundo.
* Comorbilidad: diabetes mellitus, cirrosis hepática, insuficiencia renal crónica o cardiopatía.
† Dosis: 875/125 mg cada 8 horas.
‡ Riesgo de participación de *Pseudomonas:* ingreso reciente; haber recibido tratamientos antibióticos frecuentes (cuatro en el último año); agudizaciones graves; aislamiento durante una agudización previa, y la colonización durante la fase estable.

4   Neumonías

4.1   Concepto

La NAC consiste en un cuadro clínico resultante de la inflamación aguda del parénquima pulmonar de origen infeccioso; es, por tanto, una neumonitis de origen infeccioso. Se trata de una enfermedad frecuente con una incidencia en Europa entre 5-11 casos por 100.000 habitantes-año. En España tiene incidencia entre 1,6-1,8 casos por 100.000 habitantes-año con predominio en invierno y en ancianos varones. Puede llegar a ser una enfermedad grave, ya que entre el 22-61 % precisan ingreso hospitalario y entre el 8,8-26 % requieren ingreso en una unidad de cuidados intensivos (UCI). La mortalidad puede oscilar del 1 al 5 % en los pacientes ambulatorios, entre el 5,7 y el 14 % en los pacientes hospitalizados y del 34 al 50 % en aquéllos ingresados en una UCI.

4.2   Etiología

La etiología más frecuente de las NAC tratadas de forma ambulatoria es el *S. pneumoniae,* seguida del *M. pneumoniae.* En las NAC de los pacientes con EPOC los principales agentes aislados son *S. pneumoniae, C. pneumoniae* y *H. influenzae.* En un gran número de casos no se consigue determinar el patógeno responsable.

4.3   Clínica

El cuadro clínico típico se caracteriza por un comienzo brusco de menos de 48 horas de evolución, escalofríos, fiebre mayor de 37,8 °C, tos productiva, expectoración purulenta y dolor torácico de características pleuríticas. Sin embargo, con cierta frecuencia se obtienen otros perfiles clínicos menos característicos como formas de presentación atípica consistentes en tos no productiva, molestias torácicas inespecíficas y manifestaciones extrapulmonares que pueden incluir artromialgias, cefalea, alteración del estado de conciencia y trastornos gastrointestinales, como vómitos y diarrea.

4.4   Diagnóstico

El diagnóstico de la NAC se basa en la existencia de una clínica de infección aguda acompañada de un infiltrado pulmonar de reciente aparición en la radiografía de tórax, no atribuible a otra causa.

Las manifestaciones clínicas de la NAC son inespecíficas, por lo que la radiografía de tórax es obligada para establecer su diagnóstico, localización y extensión, sus posibles complicaciones y la existencia de enfermedades pulmonares asociadas u otros posibles diagnósticos alternativos, así como para confirmar su evolución hacia la progresión o la curación. La recomendación es realizar una radiografía de tórax en sus dos proyecciones convencionales, posteroanterior y lateral, y es obligatoria en todos los casos, sobre todo si no mejora en 48 horas con tratamiento antibiótico empírico. El hallazgo característico es la presencia de un infiltrado pulmonar, habitualmente alveolar. Desde el punto de vista radiológico se han descrito tres patrones distintos.

- *Neumonía lobar o no segmentaria.* Se trata de un patrón alveolar homogéneo que se extiende por el lóbulo afecto y se limita por las cisuras o parénquima sano sin respetar los segmentos pulmonares. La neumonía produce gran cantidad de exudado que se extiende entre alveolos, aunque raramente afecta a todo un lóbulo. El bronquio que la ventila suele estar permeable, por lo que produce la característica imagen de broncograma aéreo. El ejemplo más típico es la neumonía por neumococo.

- *Neumonía segmentaria o bronconeumonía.* Patrón parcheado que afecta a un territorio dependiente de un bronquio o bronquiolo, que aparece afectado. La neumonía produce menor cantidad de exudado y éste se limita al bronquio responsable y al parénquima que de él depende, lo cual aporta un aspecto focal. El bronquio no acostumbra a estar permeable, por lo que se puede asociar a pérdida de volumen y no se aprecia broncograma. Estas afecciones suelen ser producidas por patógenos más virulentos y pueden resultar en destrucción de tejido con la formación de abscesos o neumatoceles. El ejemplo más típico es la neumonía por estafilococo.

- *Neumonía intersticial.* Puede adoptar dos formas según la virulencia del germen: un patrón intersticial por engrosamiento de los septos alveolares o un daño alveolar difuso con componente intersticial y alveolar. Radiológicamente da un infiltrado intersticio-nodular. Suelen ser patógenos atípicos o no bacterianos. El ejemplo más típico es la neumonía por *Pneumocystis*.

Aunque algunos gérmenes pueden producir hallazgos radiológicos concretos, no hay ningún patrón radiológico que permita reconocer la etiología de la neumonía de manera inequívoca, ni siquiera diferenciar entre grupos de patógenos; por ello, en la medida de lo posible y como norma general, se debe intentar un diagnóstico etiológico. Sin embargo, en el contexto de la atención ambulatoria de las NAC no graves, no suele ser necesario un estudio etiológico, salvo falta de respuesta a tratamiento antibiótico empírico.

4.5 Valoración de la gravedad

La valoración inicial de la gravedad de la NAC y los factores pronósticos conocidos son importantes para decidir la ubicación más apropiada donde atender al paciente (ambulatorio, ingreso hospitalario o cuidados intensivos) y para establecer el tratamiento antibiótico empírico más adecuado. Estos criterios de gravedad y factores pronósticos se han agrupado en forma de escalas multidimensionales pronósticas. Existen varias escalas, pero la más extendida de ellas es la de Fine (véase la tabla 2).

La escala pronóstica de Fine estratifica a los pacientes en cinco grupos según su riesgo de defunción. Cada uno de estos grupos se llama «clase de riesgo de Fine», lo que establece la probabilidad de morir durante los siguientes treinta días. De esta manera, las clases i y ii recibirán tratamiento ambulatorio; la clase iii precisará hospitalización en observación, y las clases iv y v, ingreso en el hospital.

Existen otras escalas pronósticas como la escala CURB65, realizada por la Sociedad Torácica Británica, que es un acrónimo de «confusión», «urea» (> 7 mmol/l), «frecuencia respiratoria» (≥ 30 rpm), «presión arterial» *(blood pressure:* diastólica ≤ 60 mmHg o sistólica < 90) y «edad» (≥ 65 años). La puntuación final se obtiene al sumar un punto por cada criterio que tenga el paciente, por lo que resultan valores finales entre 0 y 5, donde una mayor puntuación indica una mayor gravedad. De esta manera, los pacientes con puntuaciones de 0-1 serían candidatos de tratamiento ambulatorio; 2 puntos indicarían un ingreso en observación, y puntuaciones mayores, ingreso hospitalario y valoración de ingreso en cuidados intensivos.

4.6 Bases del tratamiento farmacológico

En todos los pacientes con NAC es preciso seguir unas medidas generales, como no fumar, hacer reposo y beber abundantes líquidos para mantener una correcta hidratación, así como administrar antitérmicos para disminuir la fiebre y analgésicos ante la presencia de dolor torácico.

Tabla 2. Escala pronóstica de Fine	
Característica	*Puntuación*
Edad	Hombre: número de años Mujeres: número de años – 10
Asilo o residencias	+ 10
Enfermedad neoplásica	+ 30
Enfermedad hepática	+ 20
Insuficiencia cardíaca congestiva	+ 10
Enfermedad cerebrovascular	+ 10
Enfermedad renal	+ 10
Estado mental alterado	+ 20
Frecuencia respiratoria ≥ 30/min	+ 20
Presión arterial sistólica < 90	+ 20
Temperatura < 35 °C o ≥ 40 °C	+ 15
Pulso ≥ 125/min	+ 10
pH arterial < 7,35	+ 30
BUN ≥ 30 mg/dl	+ 20
Na^+ < 130 nmol/l	+ 20
Glucosa ≥ 250 mg/dl	+ 10
Hematocrito < 30 %	+ 10
P_aO_2 < 60 mmHg	+ 10
Derrame pleural	+ 10

Clase riesgo Fine	*Puntuación*	*Muerte en 30 días*
Clase i	< 50 años y sin neoplasia, ni insuficiencia cardíaca, enfermedad cerebrovascular, enfermedad hepática o renal	0,1 %
Clase ii	< 70	0,6 %
Clase iii	71-90	0,9-2,8 %
Clase iv	91-130	8,2-9,3 %
Clase v	> 130	27-29,2 %

Al contrario que en la bronquitis aguda, el tratamiento antibiótico está siempre indicado en la NAC. Debido a la dificultad de obtener un diagnóstico etiológico rápido, el tratamiento antimicrobiano se establece de forma empírica y se basa en tres aspectos: la gravedad del cuadro, la etiología más probable y la prevalencia de las resistencias de los microorganismos más frecuentes en el área. Por este motivo, las recomendaciones generales tendrán que ser matizadas según el caso clínico y el área donde se produzca. En España, dada la elevada tasa de resistencias de los neumococos frente a los macrólidos y el mecanismo predominante de esta resistencia, no se considera aconsejable la monoterapia con macrólidos.

La antibioterapia ha de iniciarse precozmente, antes de que transcurran cuatro horas desde el diagnóstico de la NAC, lo que reduce tanto la mortalidad como la estancia hospitalaria. En régimen ambulatorio, el tratamiento de elección se dará siempre por vía oral. Los antibióticos de elección son: *1)* moxifloxacino; *2)* levofloxacino; *3)* amoxicilina + macrólidos; *4)* amoxicilina/clavulánico + macrólidos, y *5)* cefditoren + macrólidos.

La duración del tratamiento antibiótico es difícil de establecer. Como norma general, los pacientes deberán recibir antibioterapia de cinco a siete días en las NAC que no requieren ingreso. La duración del tratamiento antibiótico con sus dosis está resumida en la tabla 3.

4.7 Evolución y seguimiento

Una vez instaurado el tratamiento se debe hacer una revaluación clínica a las 24-48 horas. Con el tratamiento correcto, la recuperación es progresiva y la enfermedad suele mejorar clínicamente en las primeras 48-72 horas: desaparece la fiebre, se alcanza la estabilidad clínica y mejoran las alteraciones analíticas. El concepto de estabilidad clínica precisa tener temperatura < 37,2 °C; frecuencia cardíaca < 100 spm; presión arterial sistólica > 90 mmHg; frecuencia respiratoria < 24 rpm, y saturación de oxígeno > 90 %.

La curación radiológica es casi siempre posterior a la clínica y en ocasiones puede tardar más de ocho semanas. En pacientes menores de 50 años y sin en-

Tabla 3. Tratamiento antibiótico empírico en la NAC		
Fármaco	*Dosis*	*Duración en NAC*
Amoxicilina	1 g/8 h	7 días
Amoxicilina-clavulánico	875/125 mg/8 h	7 días
Azitromicina	500 mg/24 h	3-5 días
Cefditoren	400 mg/12 h	7 días
Claritromicina	1 g/24 h	7 días
Levofloxacino	500 mg/24 h	5-7 días
Moxifloxacino	400 mg/24 h	5-7 días

fermedades crónicas, por lo general normalizan la radiografía en 2-4 semanas. Los factores asociados con una resolución radiológica más lenta son: ancianos, comorbilidad cardiorrespiratoria, bacteriemia, afectación multilobar y NAC por *Legionella*.

Entre un 10 y un 25 % de los pacientes con NAC tienen una evolución insatisfactoria. Entre ellos se incluyen aquéllos con retraso o ausencia de mejoría de la sintomatología general, así como las NAC en que prosigue el deterioro a pesar del antibiótico. Las causas de esta falta de respuesta pueden ser diversas, entre las que figuran: un tratamiento inapropiado, la alteración de los mecanismos de defensa normales, la presencia de complicaciones (empiema, focos sépticos, fiebre por antibióticos, etc.) o simplemente un diagnóstico inicial incorrecto.

Ante un paciente que no responde se debe hacer una revaluación completa, tanto de la anamnesis como de los resultados microbiológicos iniciales si los hubiere, así como una nueva evaluación microbiológica, con técnicas ajustadas a la gravedad del cuadro con objeto de revaluar el diagnóstico, el tratamiento elegido y las posibles complicaciones que hayan acontecido.

Recomendaciones prácticas

- La evaluación de los adultos con tos aguda o un diagnóstico presuntivo de bronquitis aguda no complicada debe centrarse en descartar la presencia de neumonía.

- La mayoría de las veces, la bronquitis aguda es el resultado de una enfermedad viral que es autolimitada, por lo que el tratamiento antibiótico de rutina de la bronquitis aguda no complicada no se recomienda.

- A pesar de su uso extendido, el papel de los antimicrobianos en la eEPOC resulta poco claro. Los criterios que suelen seguirse son clínicos, como la purulencia del esputo o la gravedad de la exacerbación para establecer la indicación.

- Al contrario que en la bronquitis aguda, el tratamiento antibiótico está siempre indicado en la neumonía, se establece de forma empírica y se basa en tres aspectos: la gravedad del cuadro, la etiología más probable y la prevalencia de las resistencias de los microorganismos más frecuentes en el área.

- Los regímenes antibióticos para la NAC de tratamiento ambulatorio incluyen: moxifloxacino, levofloxacino y amoxicilina (con o sin clavulánico) o cefditoren + macrólidos. Una vez instaurado el tratamiento se debe hacer una revaluación clínica a las 24-48 horas.

Bibliografía

1. Levy ML, Le Jeune I, Woodhead MA, *et al.;* British Thoracic Society Community Acquired Pneumonia in Adults Guideline Group. Primary care summary of the British Thoracic Society Guidelines for the management of community acquired pneumonia in adults: 2009 update. Endorsed by the Royal College of General Practitioners and the Primary Care Respiratory Society UK. Prim Care Respir J. 2010; 19 (1): 21-7.

2. Menéndez R, Torres A, Aspa J, *et al.;* Sociedad Española de Neumología y Cirugía Torácica. Neumonía adquirida en la comunidad. Nueva normativa de la Sociedad Española de Neumología y Cirugía Torácica (SEPAR). Arch Bronconeumol. 2010; 46 (10): 543-58.

3. Miravitlles M; Grupo de trabajo de la Asociación Latinoamericana del Tórax (ALAT). Update to the Latin American Thoracic Association (ALAT) Recommendations on Infectious Exacerbation of Chronic Obstructive Pulmonary Disease. Arch Bronconeumol. 2004; 40 (7): 315-25.

4. Pachón J, Alcántara J de D, Cordero E, *et al.;* Sociedad Andaluza de Enfermedades Infecciosas (SAEI); Sociedad Andaluza de Medicina Familiar y Comunitaria (SAMFYC). Estudio y tratamiento de las neumonías de adquisición comunitaria en adultos. Med Clin (Barc). 2009; 133 (2): 63-73.

5. Ressel G; Centers for Disease Control and Prevention; American College of Physicians-American Society of Internal Medicine; American Academy of Family Physicians; Infectious Diseases Society of America. Principles of appropriate antibiotic use: part V. Acute bronchitis. Am Fam Physician. 2001; 64 (6): 1098-100.

6. Robenshtok E, Shefet D, Gafter-Gvili A, *et al.* Empiric antibiotic coverage of atypical pathogens for community acquired pneumonia in hospitalized adults. Cochrane Database Syst Rev. 2008; (1): CD004418.

7. Rodríguez-Roisin R. COPD exacerbations. 5: management. Thorax. 2006; 61 (6): 535-44.

8. SEPAR-ALAT. Guía de práctica clínica de diagnóstico y tratamiento de la Enfermedad Pulmonar Obstructiva Crónica. 2009. Disponible en: http://www.separ.es.

9. Snow V, Mottur-Pilson C, Gonzales R; American Academy of Family Physicians; American College of Physicians-American Society of Internal Medicine; Centers for Disease Control; Infectious Diseases Society of America. Principles of appropiate antibiotic use for treatment of acute bronchitis in adults. Ann Intern Med. 2001; 134 (6): 518-20.

10. Sociedad Española de Quimioterapia (SEQ); Sociedad Española de Neumología y Cirugía Torácica (SEPAR); Sociedad Española de Medicina de Urgencias y Emergencias (SEMES); Sociedad Española de Medicina General (SEMG); Sociedad Española de Medicina Rural y Generalista (SEMERGEN); Sociedad Española de Medicina Interna (SEMI). Tercer documento de consenso sobre el uso de antimicrobianos en la agudización de la enfermedad pulmonar obstructiva crónica. Rev Esp Quimioterap. 2007; 20 (1): 93-105.

Capítulo 4

Apnea del sueño y medicina de atención primaria

M. Á. Martínez García, J. J. Soler Cataluña, P. Catalán Serra

Sinopsis

El síndrome de apneas-hipopneas durante el sueño (SAHS) es, sin duda, una de las enfermedades que más ha avanzado en términos científicos en la última década del siglo xx y en la primera del xxi, hasta el punto de que, en muchos centros, es la causa de derivación más frecuente que se realiza desde atención primaria (AP) a neumología. Ello es debido a su gran prevalencia en la población general y al impacto pronóstico negativo que supone en términos de morbimortalidad sobre el individuo que lo padece. Por este motivo nadie pone en duda que el SAHS es un problema actual de salud pública de primer orden, al igual que lo son el asma, la enfermedad pulmonar obstructiva crónica, la obesidad o la hipertensión. Esta situación hace que el colectivo de AP sea una pieza clave en la detección, derivación y manejo de esta enfermedad, para lo cual se hace imprescindible un reciclaje periódico de los conocimientos sobre ella.

1   Introducción

Muy pocas enfermedades han evolucionado científicamente tanto en tan poco tiempo como lo ha hecho el SAHS. En apenas un cuarto de siglo esta enfermedad ha pasado de ser una mera curiosidad médica a convertirse en una de las derivaciones más frecuentes que se realizan desde AP. Este vertiginoso camino se ha debido, por un lado, al descubrimiento de que es una enfermedad enormemente frecuente (afecta a un 2-6 % de la población general); por otro lado, al desarrollo de un arsenal diagnóstico y terapéutico (en especial los dispositivos de presión continua positiva en la vía aérea [CPAP]) fiable y efectivo, y, por último, al convencimiento de que el SAHS imprime un carácter negativo al pronóstico vital de los individuos que lo padecen al producir un exceso de accidentalidad (laboral, doméstica o de tráfico) y de morbimortalidad cardiovascular. No es de extrañar, por tanto, que este síndrome sea considerado como un verdadero problema de salud pública al igual que otras enfermedades que, habitualmente, se tienen más presentes, como el asma, la hipertensión arterial o la obesidad. Todos estos condicionantes del SAHS no deberían pasar desapercibidos a nuestra sociedad. En un problema de salud de tal magnitud deberían estar implicados todos los estamentos sociales y aportar los medios y conocimientos necesarios, claramente deficientes, en pro de la salud de la población; y dentro de los estamentos sanitarios, sin lugar a dudas, el papel de AP es fundamental.

2 Definición, epidemiología y factores de riesgo

El consenso nacional y las normativas publicadas definen al SAHS como: «Aparición de episodios recurrentes de limitación del paso del aire durante el sueño como consecuencia de una alteración anatómico-funcional de la vía aérea superior que conduce a su colapso, provocando descensos de la saturación de oxihemoglobina y microdespertares que dan lugar a un sueño no reparador, somnolencia diurna excesiva y trastornos neuropsiquiátricos, respiratorios y cardíacos». Para que exista un SAHS es necesario que la suma de apneas e hipopneas que el individuo realice por hora de sueño (lo que llamamos «índice de apneas e hipopneas» [IAH]) sea superior a cinco y que se acompañe de clínica secundaria. Una apnea se define como el cese de la respiración con un tiempo superior a diez segundos de duración, bien de origen obstructivo (95 %) por colapso de la vía aérea superior, bien de origen central (5 %) por alteración directa de los centros respiratorios, según la presencia o ausencia de movimientos toracoabdominales. Una hipopnea se define como una disminución discernible del flujo respiratorio, acompañada de una desaturación de oxígeno al menos del 3 % o de un microdespertar. El SAHS presenta una prevalencia del 2-4 % en las mujeres y del 4-6 % en los hombres de la población general de mediana edad, cifra que puede incrementarse hasta el 20 % en los individuos mayores de 65 años, lo que coloca al SAHS con una frecuencia semejante a la diabetes o al asma. Ello supone que en España exista entre 1,2-2,1 millones de individuos que padecen un SAHS relevante que precisa ser tratado, cifra que contrasta con el 5-10 % de los pacientes diagnosticados, lo que significa estar muy lejos de alcanzar los niveles mínimos exigibles.

Entre los factores de riesgo para padecer un SAHS o agravar uno preexistente cabe destacar dos tipos: los no modificables (edad, sexo, origen étnico y factores genéticos) y aquéllos modificables (obesidad, tabaquismo, toma de sedantes, posición en decúbito supino, enfermedades metabólicas, alteraciones del macizo facial o problemas nasales). La prevalencia de SAHS aumenta con la edad a causa de la mayor colapsabilidad de la vía aérea, y es tres veces más frecuente en hombres que en mujeres. Por último, el padecimiento de una insuficiencia cardíaca grave o la fase aguda de un accidente cerebrovascular pueden producir un exceso de trastornos respiratorios durante el sueño (TRS) de tipo central. Todo ello lleva a que más de siete millones de españoles presenten factores de riesgo claros para padecer un SAHS y, por tanto, colocan a esta enfermedad como un verdadero problema de salud pública.

3   Consecuencias para la salud

Uno de los aspectos más importantes del SAHS es su capacidad para producir un aumento en la morbimortalidad en los pacientes que lo padecen. Fundamentalmente, ésta es referida a dos aspectos importantes: la accidentabilidad y la repercusión cardiovascular. En pacientes con SAHS, el riesgo de accidente de tráfico como consecuencia de la hipersomnia diurna y mayor lentitud de respuesta ante estímulos está aumentado hasta en seis veces, probabilidad que se duplica si, además, se ha ingerido alcohol. De la misma forma, si bien se han realizado menos estudios al respecto, tiene lugar un incremento en la accidentabilidad laboral y doméstica. Por otro lado, existe una evidencia creciente de que el padecimiento de un SAHS puede generar o empeorar el pronóstico de ciertas enfermedades cardiovasculares. Esta relación parece tener una importante base biológica, puesto que se ha observado que en pacientes con SAHS están potenciados casi todos los mecanismos intermedios clásicos que pueden generar una enfermedad cardiovascular: arterioesclerosis, inflamación sistémica, hipercoagulabilidad, activación simpática, lesión endotelial, estrés oxidativo y otros mecanismos metabólicos. Así, el SAHS es capaz de generar hipertensión arterial diurna y la CPAP es capaz de hacer descender estas cifras tensionales. Por otro lado, se ha encontrado una relación intensa entre la gravedad del SAHS y la morbimortalidad cardiovascular (ictus, cardiopatía isquémica, insuficiencia cardíaca, arritmias y muerte cardiovascular). Nuevamente, la CPAP hace descender este riesgo de morbimortalidad cardiovascular.

Tabla 1. Sintomatología y exploración física básica en el SAHS		
Síntomas y signos más frecuentes		*Exploración física básica*
– Ronquido estruendoso	– Cansancio crónico	– Peso y talla
– Apneas presenciadas	– Irritabilidad	– Perímetro del cuello y cintura
– Hipersomnia diurna	– Apatía	– Distancia hioides-mandíbula
– Sueño no reparador	– Depresión	– Constitución facial (retrognatia)
– Obesidad	– Dificultad de concentra-	– Calidad de la mordida
– Cuello ancho y corto	ción	– Orofaringoscopia
– Despertares frecuentes	– Pérdida de memoria	– Grados de Mallampati
– Nicturia	– Disminución de la libido	– Exploración nasal
– Cefalea matutina	– Episodios asfícticos noc-	– Auscultación cardiopulmonar
– Hipertensión arterial	turnos	– Toma de tensión arterial

4 Clínica y exploración física

Ante la presencia de un paciente con sospecha de SAHS es necesaria la realización de una historia clínica y exploración física detalladas junto a la presencia de la persona acompañante del paciente. En la tabla 1 aparecen aquellos aspectos que no deben pasar desapercibidos al respecto en AP. La tríada clásica del SAHS corresponde a la presencia de roncopatía crónica, apneas presenciadas e hipersomnia diurna.

Si bien la mayoría de los roncadores no presentan un exceso de TRS y, por tanto, tampoco un SAHS, la gran mayoría de los SAHS son roncadores. Roncan el 40 % de los varones y el 20 % de las mujeres de la población general. Las apneas presenciadas son un rasgo característico del SAHS, en especial cuando son prolongadas y repetidas durante la misma noche. Por último, la evaluación de una excesiva hipersomnia diurna es fundamental para analizar el riesgo del paciente y priorizarlo en su derivación. Una hipersomnia diurna excesiva se ha relacionado con una mayor probabilidad de accidentes de tráfico y laborales, lo que hace que sea causa suficiente para realizar un estudio de sueño. Sin embargo, la presencia de hipersomnia no presenta un valor diagnóstico concluyente en el SAHS. Puede aparecer en otras muchas entidades de forma fisiológica o patológica y es enormemente frecuente en la población general. Por otro lado, puede no aparecer en pacientes con SAHS, incluso grave. La valoración de la hipersomnia diurna en AP puede realizarse mediante la utilización de dos escalas subjetivas ampliamente difundidas: la escala por gravedad (leve, moderada o grave) y la escala de Epworth (véase la tabla 2).

5 Diagnóstico

La demostración de un exceso de TRS puede realizarse mediante los siguientes dispositivos de complejidad creciente. La *oximetría nocturna* es un dispositivo que mide y monitoriza durante la noche la saturación de oxígeno del paciente. *El Consenso Nacional sobre el SAHS* insiste en que la oximetría no debe ser utilizada como método diagnóstico ya que presenta una fiabilidad escasa. La *poligrafía respiratoria* (PR) además de la sat02 realiza la medición de otros parámetros como la presencia de ronquido, el flujo nasal, los movimientos toracoabdominales o la posición corporal. Ofrece excelentes ventajas por su sencillez de manejo, su portabilidad y su menor coste. Así, las unidades del sueño consiguen manejar hasta un 70-80 % de los pacientes con PR con el consiguiente ahorro en tiempo, listas de espera y recursos económicos. Se estudian dispositivos supersimplificados que, incluso, podrían utilizarse como detectores automáticos en AP para decidir qué pacientes deben ser enviados a

Tabla 2. **Escala de somnolencia de Epworth**

Señale la respuesta que se asemeja más a su situación actual:				
Posibilidades de adormilarse	*Nunca se adormilaría*	*Pocas posibilidades*	*Es posible*	*Grandes posibilidades*
Sentado leyendo	0	1	2	3
Viendo la televisión	0	1	2	3
Sentado inactivo en un lugar público (teatro, acto público o reunión)	0	1	2	3
Como pasajero en un coche durante una hora seguida	0	1	2	3
Descansado, acostado por la tarde cuando las circunstancias lo permiten	0	1	2	3
Sentado, charlando con alguien	0	1	2	3
Sentado tranquilamente después de una comida sin alcohol	0	1	2	3
En un coche, al pararse unos minutos el tráfico	0	1	2	3

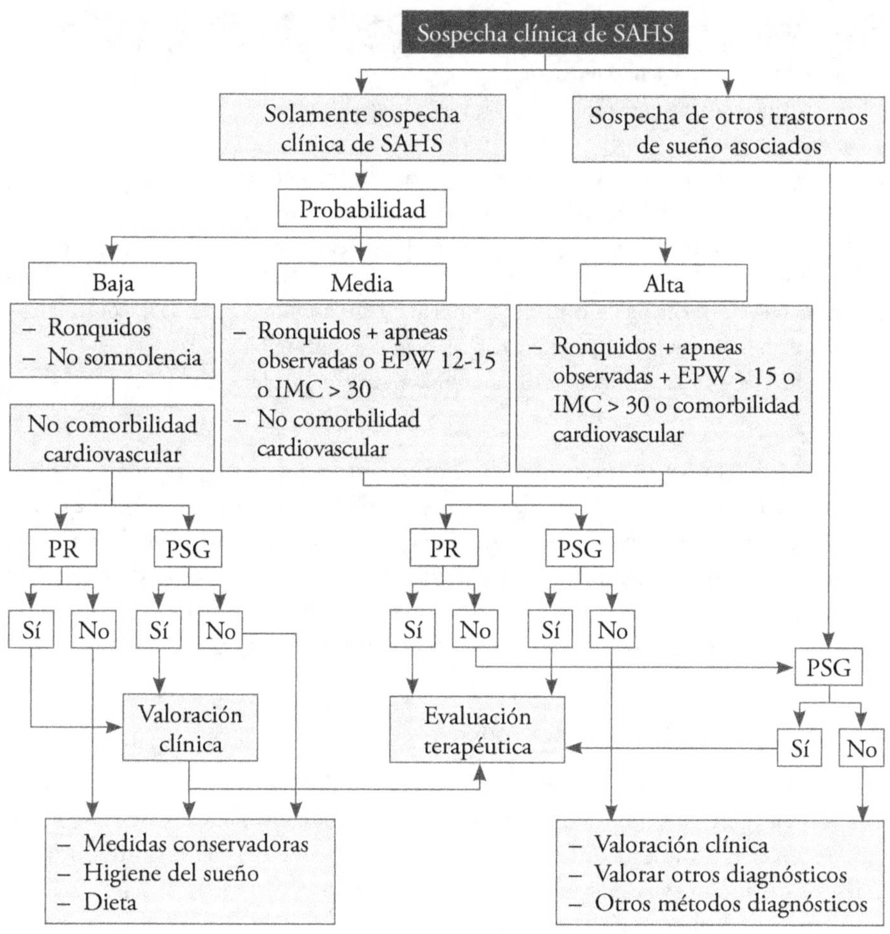

EPW: índice de Epworth; IMC: índice de masa corporal; PR: poligrafía respiratoria; PSG: polisomnografía.

Algoritmo 1. Diagnóstico del SAHS.

las unidades del sueño. La *polisomnografía* (PSG) añade a la PR la determinación de una serie de variables electrofisiológicas y permite conocer cuándo duerme el paciente (por la morfología de las ondas cerebrales) y obtener diagnósticos alternativos al SAHS gracias al patrón del hipnograma. La PSG se considera el patrón oro en el diagnóstico del SAHS. Por último, el *algoritmo diagnóstico*

Tabla 3. Recomendaciones para una buena higiene del sueño
Vaya a dormir sólo cuando tenga sueño
Si no se duerme en veinte minutos, levántese y haga algo aburrido hasta tener sueño
No duerma siestas
Intente acostarse siempre a la misma hora. Desarrolle rituales para ir a dormir
Evite practicar ejercicio intenso unas cuatro horas antes de ir a dormir
Use la cama sólo para dormir o mantener relaciones sexuales. Evite tener televisor en el dormitorio
Evite la ingesta de cafeína, nicotina o alcohol al menos 4-6 horas antes de ir a dormir
Procure que el dormitorio sea un espacio silencioso y confortable
Use la luz del sol y la actividad física para sincronizar el reloj biológico

basado en la clínica es enormemente importante para clasificar a los pacientes con alta, media o baja probabilidad pretest de padecer un SAHS. Esta tarea, que es absolutamente necesario que el médico de atención primaria (MAP) conozca y maneje con soltura, supone la forma de priorizar la derivación de pacientes en ordinaria, urgente o preferente y también, ya en las unidades del sueño, la elección de la prueba diagnóstica que utilizar (véase el algoritmo 1).

6   Tratamiento. Medidas generales

El objetivo de las medidas generales en el tratamiento del SAHS o en pacientes con elevada probabilidad de padecerlo es reducir los factores de riesgo que favorecen o agravan esta enfermedad. Entre éstos cabe destacar: normalizar los hábitos de sueño (véase la tabla 3); reducir el sobrepeso; abandonar el hábito enólico o tabáquico; evitar la posición en decúbito supino al dormir; evitar o minimizar la toma de psicótropos, en especial las benzodiacepinas; mantener descongestionadas las fosas nasales, y tratar las enfermedades concomitantes que pudieran precipitar o agravar la colapsabilidad de la vía aérea superior.

7   Tratamiento con CPAP y otros

El tratamiento conocido más efectivo, y por tanto de elección, para las formas moderado-graves o sintomáticas de SAHS es la CPAP. Consiste en la aplicación de una presión de aire continua (que suele oscilar entre 4-20 cmH$_2$O) mediante una mascarilla (habitualmente nasal) que se propaga por la vía aérea y evita

Obstrucción de la vía aérea

Reapertura de la vía aérea mediante la aplicación de CPAP

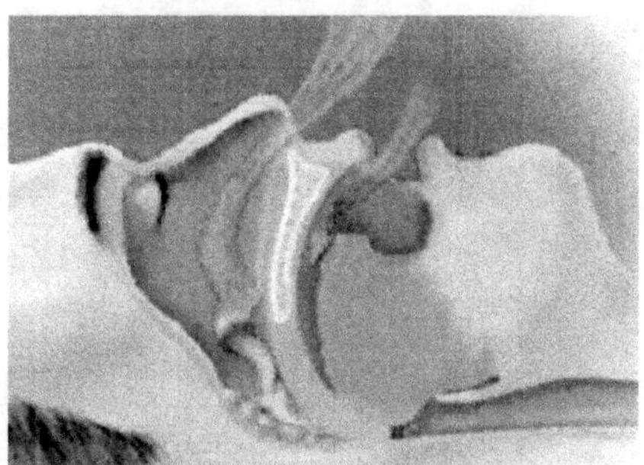
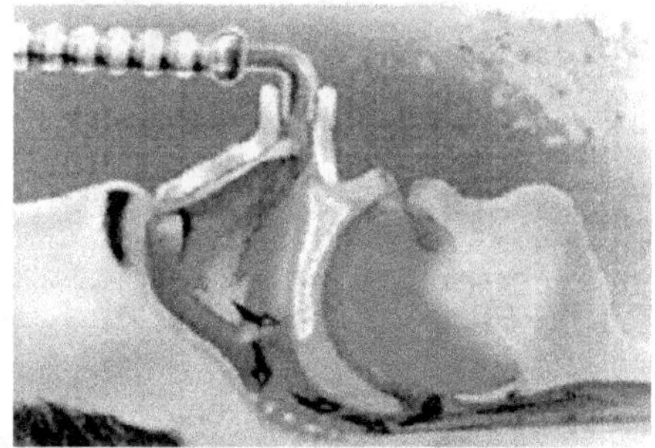

Figura 1. Funcionamiento de un dispositivo de CPAP.

que ésta se colapse durante el sueño. Es, por tanto, un mecanismo puramente mecánico (véase la figura 1). Su efecto es rápido y eficaz en la eliminación de los eventos obstructivos y con ello de las desaturaciones de oxígeno nocturnas y los despertares, con la consiguiente mejoría de los síntomas relacionados con el SAHS, en especial la hipersomnia, y la reducción del riesgo de accidentes y eventos cardiovasculares. Cada paciente, según sus características, precisa de una presión particular. Las indicaciones de CPAP se basan tanto en el número de TRS aparecidos (IAH) como en la clínica secundaria del paciente. Según la normativa de SAHS de la Sociedad Española de Neumología y Cirugía Torácica (SEPAR), y a efectos didácticos, se sigue el método desarrollado en el algoritmo 2. A pesar de no ser un tratamiento cómodo ni curativo, la cumplimentación de la CPAP es muy aceptable, cercana al 80 %, superior a la de muchos tratamientos crónicos. La cumplimentación mínima aceptable debe ser de 3,5-4 horas por la noche, y utilizarlo, al menos, un 70 % de las noches. En este sentido, el MAP debe implicarse en la explicación detallada al paciente de cómo funciona y qué se espera de este tratamiento para valorar la causa de falta de adherencia del paciente y solucionarla, o bien reenviarlo a las unidades del sueño para su control. Las empresas suministradoras deben hacerse cargo de los problemas técnicos que puedan surgir con el dispositivo o las mascarillas, por lo que el paciente y el MAP deben tener un contacto directo y fácil con éstas. Los efectos adversos de la CPAP son muy escasos, y habitualmente se refieren a problemas locales de fácil solución. En la tabla 6 aparecen los efectos adversos más frecuentes y la forma común de resolverlos.

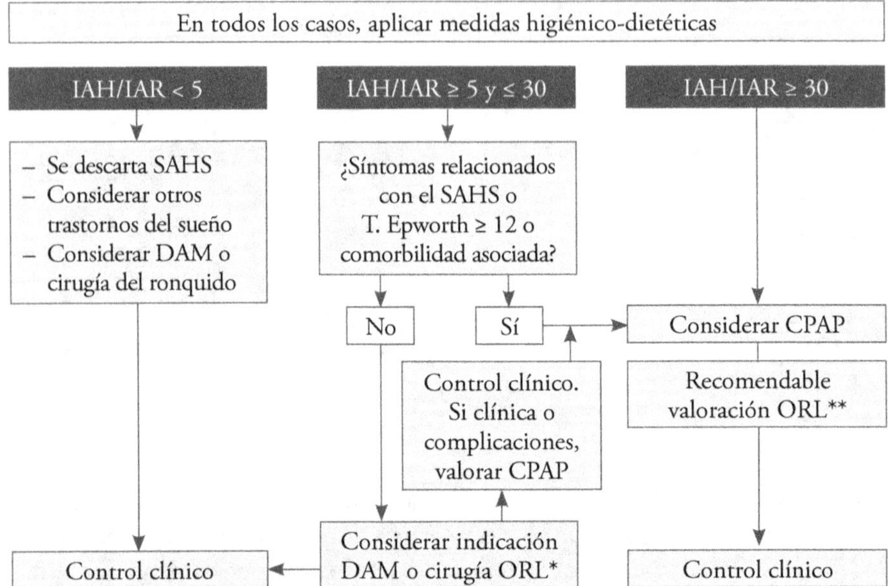

DAM: dispositivo de adelantamiento mandibular; IAR: índice de alteraciones respiratorias; ORL: otorrinolaringológico.

* Se desaconseja el empleo de DAM sin una evaluación y control por un dentista o especialista maxilofacial.

** En los pacientes que no toleren o rechacen CPAP, cabe considerar otras opciones como las DAM y la cirugía ORL o maxilofacial.

Algoritmo 2. Método terapéutico del SAHS.

Es muy importante que el MAP se implique en estas circunstancias, tanto para la resolución de los efectos adversos más fácilmente solucionables como para la derivación de los que no lo son. Si bien la CPAP es un tratamiento de por vida, existen circunstancias en las que podría ser retirado o modificada su presión a lo largo del seguimiento del paciente. Estas circunstancias tienen que ver con la aparición de nuevos factores de riesgo o agravamiento de los preexistentes, especialmente el peso (cambios de tan sólo el 5-10 % del peso corporal son capaces de modificar la presión necesaria); también el tabaquismo, el alcohol o la toma de psicótropos. La aparición nuevamente de clínica de SAHS, en especial ronquido o hipersomnia, a pesar de la utilización correcta de la CPAP, debe ser evaluada con prontitud.

	AP	
Planes de formación Identificación de pacientes Concienciación del problema Seguimiento del paciente Priorización de casos Grupos infradiagnosticados		Reconocer el SAHS como un problema de salud pública
	Protocolo de derivación consensuado	Formación y reciclaje, incluido el seguimiento del paciente
Información actualizada		Identificación y priorización de pacientes derivables
Contacto sencillo con unidades del sueño	**Unidades del sueño**	Promoción de la salud

Tabla 4. Relación entre AP y unidades del sueño

Existen otros tratamientos en el SAHS que pueden ser utilizados cuando falla la CPAP y que han mostrado efectividad: los *dispositivos de avance mandibular,* la *cirugía palatofaríngea,* la *cirugía maxilofacial,* la *adenoamigdalectomía,* la *glosectomía* o *linguloplastia* y la *cirugía nasal.* Por último, ningún *tratamiento farmacológico* conocido puede considerarse como efectivo en el tratamiento del SAHS.

8   Papel de AP en el SAHS

El Sistema Nacional de Salud español otorga a los MAP un papel clave en el buen funcionamiento del flujo de pacientes. No en vano por su MAP pasa el 80 % de la población alguna vez en su vida, oportunidad de oro para detectar, mediante preguntas sencillas y directas, enfermedades que permanecen sin diagnosticar. Como problema de salud pública, el MAP con respecto al SAHS debería cumplir las funciones enumeradas en la tabla 4.

8.1   *Adquisición de conocimientos y reciclaje periódico*

Algunos estudios concluyen que, a pesar de que la sospecha de SAHS es una de las derivaciones más frecuentes a neumología, existe todavía una baja sospecha clínica por parte de los MAP, probablemente debido a la relativa juventud científica de esta enfermedad, a la escasa llegada de información de calidad o a la creencia de que síntomas clave del SAHS como la roncopatía crónica o la hipersomnia pueden ser debidos a problemas no derivables. Así,

Tabla 5. Protocolo de derivación de pacientes desde AP a unidades del sueño

1	Pregunte a todo paciente (y acompañante):

- «**¿Usted ronca?**» No roncar disminuye, en gran medida, la probabilidad de SAHS
- «**¿Se queda sin respiración mientras ronca?**» Las apneas presenciadas y repetidas son características del SAHS
- «**¿Se duerme en situaciones en las que no debería?**» La hipersomnia diurna grave es *per se* causa suficiente de derivación

2

	No	A veces	A menudo	No sabe
Ronquidos				
Apneas presenciadas				
Crisis asfícticas				
Sueño no reparador				

	No	Leve	Moderada	Grave
Hipersomnia				
Obesidad				

Leve: dormirse de forma habitual viendo la televisión, leyendo o como pasajero
Moderada: dormirse de forma habitual en conciertos, misa, cine, teatro…
Grave: dormirse de forma habitual conduciendo, hablando, comiendo…

	No	Sí	Difícil control	No sabe
Hipertensión arterial		Controlada Descontrolada		
Eventos CV previos		Sólo uno	Múltiples	

HTA de difícil control: cifras habituales de TA superiores a 140/90 mmHg, a pesar de la utilización de tres fármacos antihipertensivos
Eventos CV previos: card. isquémica, ins. cardíaca, arritmias cardíacas, ACV.

	No	Sí	Conducción habitual	¿Profesión?
Profesión de riesgo				

3	Tipo de petición

Preferente	Ordinaria
– Hipersomnia grave – Sospecha fundada de SAHS en personas de riesgo – HTA de difícil control	– Roncopatía habitual con algún otro dato sugestivo de SAHS – Eventos cardio o cerebrovasculares junto con algún síntoma sugestivo de SAHS – Hipersomnia no explicada por otros factores (fármacos…)

No deben enviarse la roncopatía, la obesidad o la HTA aisladas

ACV: accidente cerebrovascular; eventos CV: eventos cardiovasculares; HTA: hipertensión arterial; TA: tensión arterial.

el prototipo de paciente enviado a las unidades especializadas suele ser el SAHS más típico, lo que hace que las formas atípicas, las relacionadas con manifestaciones cardiovasculares e incluso el SAHS en mujeres pasen más desapercibidas. Sin embargo, la instauración de programas de formación y reciclaje sobre SAHS al colectivo de MAP ha supuesto un incremento considerable tanto en la cantidad como en la calidad de las derivaciones realizadas, y una adherencia importante a éste; todo ello confirma que, si se ofrecen los medios suficientes, el colectivo de MAP es consciente de la importancia del problema y realiza el esfuerzo correspondiente.

8.2 Detección de casos

Se estima que hasta el 80 % de los individuos pasan en alguna ocasión por su MAP, la mayoría de ellos en varias ocasiones a lo largo del año. Este momento es ideal para preguntar al paciente algunas cuestiones clave, sencillas y rápidas, que ponen en la pista de la necesidad de seguir investigando la posible existencia de un SAHS, de la misma forma que se le pregunta en la anamnesis si fuma o ha sido fumador o si padece de hipertensión. Estas cuestiones son tres (véase la tabla 5): *1)* «¿Es usted roncador?»; *2)* «¿Le han comentado en alguna ocasión que deja de respirar mientras duerme?», y *3)* «¿Se duerme durante el día con mayor facilidad de la que usted piensa que es normal?».

8.3 Priorización y protocolización de derivaciones

Un aspecto fundamental en la labor del MAP es conocer cómo debe derivar y con qué urgencia al paciente. Para ello es esencial que exista un protocolo de derivación sencillo, informativo, que no consuma mucho tiempo, consensuado entre el MAP y la unidad del sueño y que recoja los aspectos fundamentales del paciente con sospecha de SAHS. Este protocolo debe ser suficientemente completo para establecer una clasificación del paciente en alta, media o baja probabilidad clínica de SAHS y permitir con esta información que el MAP derive al paciente a la unidad del sueño de forma ordinaria, preferente o urgente (véase la tabla 5).

8.4 Manejo del tratamiento general y problemas básicos con la CPAP

A pesar de lo que se cree, la CPAP no es un tratamiento de especialista. El gran volumen de pacientes que ya son portadores de este dispositivo y la facilidad con la que pueden ser solventados gran parte de los problemas aparecidos hacen que las unidades del sueño no tengan suficiente capacidad, en la mayoría de los casos, para abordar este problema en un tiempo suficiente y que el MAP deba implicarse en él. Si bien los problemas surgidos con el propio dispositivo y accesorios (ruidos, mascarillas, fugas por el tubo, etc.) deben ser solventados por la empresa suministradora, el MAP debe intentar solventar algunos de los efectos adversos más frecuentes que se resumen en la tabla 6.

Tabla 6. **Efectos adversos más frecuentes asociados al uso de la CPAP. Posibles soluciones**	
Efectos adversos	*Soluciones*
Problemas nasofaríngeos – Congestión nasal – Epistaxis – Sequedad faríngea – Irritación cutánea	Leves. Solucionables por el MAP Descongestionantes o esteroides nasales Humidificación Humidificación Mascarilla adecuada
Problemas oculares – Conjuntivitis – Sequedad ocular	Fugas. Ajuste de mascarilla Fugas. Ajuste de mascarilla
Escaras en zonas de apoyo	Ajuste o cambio de mascarilla
Ruido del generador	Cambio del generador Apoyo amortiguador
Cefalea	Suele ser transitoria Analgésicos suaves
Sensación de frío	Humidificador de agua templada
Insomnio	Falta de adherencia al dispositivo Incremento lento de las horas de uso No utilizar hipnóticos
Aerofagia	Rara y transitoria Deglución de aire. Revisar dispositivo
Claustrofobia	Medidas psicológicas
Problemas graves – Neumoencéfalo – Neumomediastino – Trastornos del ritmo cardíaco	Muy raros. Casos clínicos aislados
Tirantez torácica	Leve e inicial Si no cede, valorar disminuir la presión

8.5 Seguimiento del paciente con SAHS o factores de riesgo para padecerlo

Una vez que el paciente ha sido diagnosticado de SAHS, con o sin tratamiento con CPAP o en pacientes sin SAHS pero con factores de riesgo para padecerlo, debe ser seguido de forma periódica para valorar varias circunstancias relacionadas con la presencia de efectos adversos de la CPAP; la falta de adherencia al tratamiento y la búsqueda de su causa; los cambios en los factores de riesgo de SAHS, con especial atención a los cambios de peso o la toma de psicótropos; la reaparición de síntomas de SAHS y, por último, el consejo médico dietético y de higiene del sueño.

8.6 Promoción de la salud

El MAP debe informar a la población sobre el SAHS desde un punto de vista general, haciendo especial hincapié en los riesgos de esta enfermedad y en los mecanismos de alarma para consultar al médico.

Recomendaciones prácticas

- Toda anamnesis realizada en AP debe incluir un apartado referente a los trastornos del sueño, en especial al SAHS (para establecer la probabilidad clínica de padecerlo), mediante las tres preguntas clave relacionadas con la presencia de roncopatía crónica, apneas presenciadas e hipersomnia diurna.

- La protocolización para la derivación del paciente con sospecha de SAHS desde AP es fundamental.

- Aquellos pacientes con sospecha clínica de SAHS que además presenten profesiones de riesgo, patología cardiopulmonar inestable, hipersomnia incapacitante o factores de riesgo cardiovasculares graves deben ser derivados con urgencia a las unidades del sueño.

- El SAHS es un problema de salud pública, por lo que es también obligación del personal de AP la identificación, derivación, priorización y posterior seguimiento de estos pacientes.

- Los dispositivos de CPAP no son un tratamiento exclusivo de las unidades del sueño. El personal de AP debe saber manejar este tratamiento, en especial sus efectos adversos más comunes, y conocer en qué circunstancias debe remitir de nuevo al paciente.

Bibliografía

1. Consenso Nacional sobre el síndrome de apneas-hipopneas durante el sueño. Grupo Español de Sueño (GES). Arch Bronconeumol. 2005; 41 (supl 4): 1-110.

2. Doghramji PP. Recognition of obstructive sleep apnea and associated excessive sleepiness in primary care. J Fam Pract. 2008; 57 (suppl 8): S17-23.

3. Durán J, Esnaola S, Ramón R, Iztueta A. Obstructive sleep apnea-hypopnea and related clinical features in a population-based sample of subjects aged 30 to 70 yr. Am J Respir Crit Care Med. 2001; 163: 685-9.

4. Durán-Cantolla J, Martínez-García MA, Marín JM, *et al.* Normativa sobre el diagnóstico y tratamiento del síndrome de apneas-hipopneas obstructivas del sueño. Arch Bronconeumol. 2011 (en prensa).

5. Marín JM, Carrizo SJ, Vicente E, Agustí AG. Long-term cardiovascular outcomes in men with obstructive sleep apnoea-hypopnoea with or without treatment with continuous positive airway pressure: an observational study. Lancet. 2005; 365: 1046-53.

6. Martínez-García MA, Soler JJ, Román P, *et al.* Eficacia de un plan de formación sobre el síndrome de apneas-hipopneas durante el sueño. Arch Bronconeumol. 2008; 44: 15-21.

7. Masa JF, Barbé F, Capote F, *et al.* Recursos y demoras en el diagnóstico del síndrome de apneas-hipopneas durante el sueño. Arch Bronconeumol. 2007; 43: 188-98.

8. McNicholas WT. Diagnosis of obstructive sleep apnea in adults. Proc Am Thorac Soc. 2008; 5: 154-60.

9. Pagel JF. Obstructive sleep apnea in Primary Care: Evidence-based Practice. JABFM. 2007; 20: 123-7.

10. Pevernagle D, Masa JF, Meurice JC, *et al.* Treatment of obstructive sleep-disordered breathing with positive airway pressure systems. Eur Respir Rev. 2007; 16: 106, 125-31.

11. Terán-Santos J, Jiménez-Gómez A, Cordero-Guevara J, and the cooperative group Burgos-Santander. The association between sleep-apnea and the risk of traffic accidents. N Engl J Med. 1999; 340: 847-51.

Capítulo 5

Tos crónica. Algoritmo diagnóstico y terapéutico

A. DE DIEGO DAMIÁ

Sinopsis

La tos crónica constituye una de las causas más frecuentes de consulta médica. En condiciones fisiológicas, la tos tiene una función de defensa frente a la inhalación de partículas extrañas, pero su presencia es también signo de enfermedades originadas, fundamentalmente, en las vías respiratorias. Se considera la tos como motivo de estudio si persiste después de ocho semanas. El conocimiento anatómico y fisiológico de los mecanismos que intervienen y regulan el reflejo de la tos ha permitido el diagnóstico y tratamiento específico de las causas más frecuentes de su cronificación: las enfermedades eosinofílicas de las vías aéreas, el reflujo gastroesofágico (RGE) y el síndrome tusígeno de las vías aéreas superiores. En ausencia de ellas, el síndrome de apneas-hipopneas durante el sueño (SAHS), las enfermedades neurológicas, autoinmunes y la tos idiopática son también causas habituales. El tratamiento dirigido de forma específica se ha mostrado útil en las enfermedades eosinofílicas y en la mayoría de los pacientes con RGE. En el resto de las causas, los fármacos antitusivos, bien de acción directa central como indirecta o periférica, se han mostrado poco útiles.

1   Concepto y clasificación

La tos es la manifestación sintomática de un reflejo sensorial que tiene como objetivo natural defender y proteger las vías aéreas altas y facilitar la expulsión brusca de las secreciones. Desde un punto de vista mecánico, la tos es una maniobra expulsiva forzada contra una glotis cerrada que produce un sonido característico.

La tos, tal como se entiende desde un punto de vista clínico, adquiere carácter de síntoma y expresión patológica cuando por su frecuencia, duración, intensidad o las complicaciones que genera se convierte en motivo de preocupación para el enfermo o consulta para el médico.

Existen múltiples clasificaciones de la tos en función de su duración, características clínicas, etiológicas o respuesta terapéutica (véase la tabla 1). Desde un punto de vista práctico, las más frecuentes se clasifican según la duración o el origen.

En el primer grupo, la *tos aguda,* de carácter autolimitado y una duración máxima de ocho semanas, acompaña a muchas infecciones del tracto respiratorio superior. Es más frecuente en las infecciones por *Mycoplasma, Chlamydia* y *Bordetella pertussis.* La *tos crónica* se define por su persistencia mayor de ocho semanas.

En el segundo grupo, la *tos idiopática* tiene lugar en aquellos casos en los que no es posible determinar su origen o la tos persiste a pesar de la desaparición del evento que la produjo. Otro caso es el de la *tos asociada a causa conocida,* bien sea de origen respiratorio o no.

2   Estudio diagnóstico

El estudio del paciente con tos crónica incluye el diagnóstico diferencial de las distintas causas y el estudio y cuantificación de la gravedad de la tos y su repercusión en el paciente.

En el primer caso se seguirá un algoritmo diagnóstico que, tradicionalmente, se ha establecido por el conocimiento anatómico del reflejo de la tos y la prevalencia de las causas más frecuentes. El algoritmo se ha mostrado eficaz en un amplio número de pacientes con tos crónica; sin embargo, la mayoría de los casos de los pacientes que presentan dificultades en el diagnóstico corresponden a causas poco frecuentes o idiopáticas que sólo desde el punto de vista del estudio y tratamiento de la hipersensibilidad tusígena crónica pueden ser abordadas. Esta segunda parte incluye no sólo la aplicación de los estudios de sensibilidad, sino también su repercusión mediante cuestionarios de tos y calidad de vida.

2.1   Historia clínica

El primer paso que sirve de orientación diagnóstica es la realización de una historia clínica adecuada. Las características y duración de la tos presentan

Tabla 1. Clasificación de las causas de tos

1.1 Tos aguda

- Exposición aguda a tóxicos inhalados
- Infección por *B. pertussis*
- Tos postinfecciosa: neumonías, infecciones víricas, traqueobronquitis, sinusitis y otras infecciones de la vía aérea superior

2.1 Tos crónica

2.1.1 Radiografía anormal
- Fibrosis pulmonar
- Bronquiectasias
- Cáncer de pulmón
- Enfermedades pulmonares intersticiales
- Sarcoidosis
- Tumores mediastínicos
- Tuberculosis

2.1.2 Radiografía normal

Frecuentes
- Fármacos
- Tabaquismo
- Vía aérea superior
- Eosinofílicas: asma, tos equivalente asmática, bronquitis eosinofílica
- No eosinofílicas: EPOC, SAHS, hipertrofia amigdalar, laringitis
- Síndrome descarga nasal posterior: polinosis, pastranitas, sinusitis
- Parálisis de cuerdas vocales
- RGE
- Aspiración crónica
- Insuficiencia cardíaca congestiva crónica

No frecuentes
- Disfunción reactiva de las vías aéreas
- Bronquiolitis obliterante
- Hernia discal cervical
- Neuralgia occipital o reflejo del nervio de Arnold
- Autoinmunes: arteritis de la temporal, tiroiditis, síndrome de Sjögren
- Alveolitis linfocitaria idiopática
- Polineuropatía sensorial hereditaria
- Infección crónica por hongos basidiomicetos
- Traqueobroncomalacia osteocondroplásica
- Tumores de la vía aérea superior
- Enfermedades del sistema nervioso central, tumores centrales
- Miopatía y enfermedades neuromusculares
- Síndrome de Gilles de la Tourette
- Tos crónica inexplicada o tos idiopática
- Tos asociada a patología psicológica
- Hipersensibilidad múltiple idiopática

EPOC: enfermedad pulmonar obstructiva crónica.

una escasa sensibilidad para el diagnóstico diferencial, de ahí la importancia en el interrogatorio de otros síntomas acompañantes. En el caso del asma, la tos puede acompañarse de disnea sibilante y opresión torácica de carácter variable y buena respuesta al tratamiento esteroideo.

La enfermedad por RGE se sospecha clínicamente por la presencia de pirosis, regurgitación o disfagia; sin embargo, los distintos trabajos realizados ponen de manifiesto que los síntomas digestivos, frecuentemente, están ausentes cuando la tos es la principal manifestación del reflujo. La presencia de estornudos, rinorrea anterior o lagrimeo asociado a síntomas oculares orientan hacia una etiología alérgica; el análisis del entorno familiar y laboral del paciente puede ofrecer información sobre posibles neumoalérgenos como causa de la tos. La exposición en el lugar de trabajo a distintas sustancias irritantes (formaldehído, lacas u otras sustancias químicas) o alérgenos (animales de laboratorio, cereales, polvo de distintas maderas, látex, mohos, etc.) son causas conocidas de tos asociadas a rinitis ocupacional. La descarga nasal posterior de secreción purulenta, la cefalea y, frecuentemente, el antecedente de un cuadro catarral son sugestivos de patología sinusal. La obstrucción nasal unilateral persistente puede indicar la presencia de un pólipo, malformación, cuerpo extraño o, menos habitualmente, una tumoración. Los signos y síntomas sugestivos de rinitis también pueden estar causados, aunque menos frecuentemente, por otras patologías del área otorrinolaringológica (ORL): desviación del tabique nasal, hipertrofia adenoidea, tumores, enfermedades inmunológicas, etc. Incluso la exposición prolongada a sustancias químicas como el níquel, el formaldehído, el clorofenol, etc., se han asociado a rinosinusitis hipertrófica.

En ausencia de estos síntomas es importante, también, preguntar acerca de la presencia de somnolencia, ronquido fácil o apneas presenciadas por convivientes. Algunos estudios han puesto de manifiesto que la tos puede ser la única manifestación del SAHS. En este caso, se trata generalmente de mujeres con sobrepeso y con RGE asociado.

La ingesta de fármacos relacionados con la tos (véase la tabla 2) o la investigación de síntomas de otras enfermedades asociadas deberán incluirse siempre en la historia clínica.

En un porcentaje muy alto, hasta el 42 %, no es posible determinar la causa. En este grupo, el antecedente de una infección respiratoria de las vías altas es común y, transcurrido un tiempo, sin embargo, persiste la sensación urgente de toser ante diversos estímulos como los cambios de temperatura, los olores fuertes, el hablar, el comer o el realizar algún esfuerzo. En este grupo, generalmente

Tabla 2. Fármacos relacionados con la tos crónica		
– Ácido acetilsalicílico	– Eproprosterenol	– N-acetylcisteína
– Amiodarona	– L-tryptofano	– Naproxen
– Captopril	– Losartan	– Nitrofurantoína
– Carbamacepina	– Melphalan	– Paroxetina
– Diclofenac	– Metotrexato	– Penicilamina
– Enalapril	– Mofetilmicofenolato	

compuesto por mujeres, la tos se asocia con otras enfermedades autoinmunes del tiroides o del tracto gastrointestinal. Finalmente, es importante que durante la anamnesis se investigue la repercusión de la tos en otros órganos y las posibles complicaciones que pueda causar, como incontinencia urinaria, deprivación del sueño, síncopes, dolor torácico, hernias de pared, dolor de espalda, cefalea o disfunción social por la repercusión que tiene en la calidad de vida del paciente.

2.2　Exploración física

Ésta tiene como objetivo dirigir las exploraciones posteriores. La inspección detallada del área ORL aporta, en ocasiones, importante información diagnóstica. La rinoscopia anterior y posterior permite demostrar la presencia de pólipos nasales. La hipertrofia amigdalar, independientemente de la presencia o no de SAHS, se ha relacionado con la tos crónica, especialmente en niños. La inflamación de repliegues aritenoides posteriores es consecuencia del reflujo ácido, si bien en algunos casos también se asocia al síndrome de tos idiopática. La auscultación pulmonar suele ofrecer escasos datos en estos pacientes, en los cuales la obstrucción bronquial es leve y con escasas o nulas manifestaciones. El hallazgo de alteraciones en el ritmo cardíaco, soplos o roces, así como la existencia de edemas en las extremidades inferiores son manifestaciones de patologías cardíacas que pueden ser la causa de la tos. La exploración física del paciente debe incluir otros sistemas del organismo que en ocasiones forman parte de la expresión clínica de la enfermedad.

2.3　Pruebas diagnósticas por realizar

El algoritmo ideal de manejo de la tos crónica es aquel que combina la probabilidad clínica con un uso selectivo de las pruebas diagnósticas. La Sociedad Española de Patología del Aparato Respiratorio (SEPAR) ha propuesto un algoritmo diagnóstico que combina la complejidad de las exploraciones por realizar y la frecuencia de presentación de las causas de la tos. Según este protocolo (véase el algoritmo 1), la actuación diagnóstica incluye tres fases.

2.3.1   *Fase I o de estudios básicos*

Esta primera fase debiera realizarse en los centros de atención primaria. En ella han de incluirse estudios convencionales de radiografías posteroanterior y de perfil de tórax; y se ha de diferenciar entre las causas agudas, generalmente asociadas a infección respiratoria de vías altas, y las causas crónicas. La tos secundaria a fármacos o a enfermedades pulmonares con radiología de tórax patológica (fibrosis pulmonar, bronquiectasias, neoplasia de pulmón,

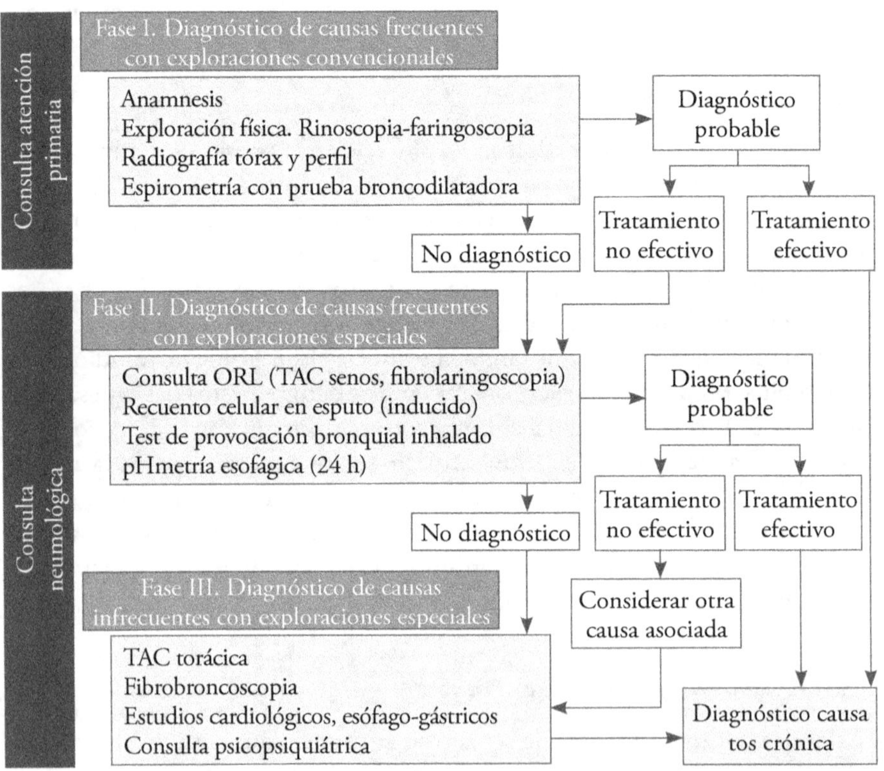

Algoritmo 1. Diagnóstico de la tos crónica propuesto por la SEPAR.

etc.) pueden descartarse en esta fase. La realización de estudios simples de la función pulmonar (espirometría con prueba broncodilatadora; variabilidad diaria del flujo espiratorio máximo) y la respuesta terapéutica pueden servir para establecer, de forma provisional, el diagnóstico de asma. En caso de síntomas claros de tos asociada a RGE, síndrome toxígeno de vías superiores o EPOC, se indicará el tratamiento pertinente. En caso de no obtener el diagnóstico, o bien cuando la tos persiste a pesar del tratamiento, deberá remitirse a especialista.

2.3.2　Fases II y III

Deberían reservarse, por su complejidad, a centros de especialidad y en el ámbito hospitalario. Así, si persistiera la tos a pesar del tratamiento se practicarían pruebas más específicas con el fin de diagnosticar las enfermedades eosinofílicas asociadas a la tos (bronquitis eosinofílica o tos equivalente asmática). En ausencia de estas pruebas se solicitará la pHmetría de 24 horas o TAC de senos paranasales y la exploración ORL. En un tercer paso se buscarían causas poco comunes con la realización de fibrobroncoscopia, ecocardiografía o tomografía axial computerizada de alta resolución (TACAR) torácica.

2.4　*Estudio del síndrome de hipersensibilidad tusígeno crónico*

El síndrome ha sido propuesto para aquellos casos que no pueden ser explicados por otras causas. Los criterios diagnósticos (además de tratarse de una tos irritativa que no responde a los tratamientos convencionales y que es provocada por estímulos diversos como olores fuertes, humos o el simple hecho de hablar o reír) incluyen la demostración objetiva de la hipersensibilidad mediante un test de provocación tusígena. Su importancia viene dada no tanto por el diagnóstico, ya que en la mayoría de los casos corresponde a un origen idiopático, sino al hecho de que su investigación se asocia a un objetivo terapéutico.

La intensidad de la tos se recoge mediante cuestionarios de síntomas o con escalas cuantificadas, en su mayoría de tipo analógico-visual. El impacto de la tos en la calidad de vida relacionada con la salud puede cuantificarse mediante cuestionarios, y se han descrito tres específicos: cuestionario de Leicester, cuestionario específico de la tos y cuestionario del impacto de la tos crónica. El estudio del umbral de sensibilidad tusígena se realiza mediante las técnicas de provocación con inhalantes. Ambos métodos se encuentran bien estandarizados y su normativa ha sido publicada por la Sociedad Europea de Respiratorio. Comprende dos grupos: test de provocación con capsaicina o ácido cítrico y test de inhalación de soluciones acuosas con bajas concentraciones de cloro.

3 Descripción de las causas más frecuentes

3.1 *Asma*

La tos crónica de predominio nocturno es una forma de presentación clásica del asma. La espirometría, la medición del óxido nítrico en aire exhalado, el estudio de la variabilidad de los flujos y la presencia de hiperrespuesta bronquial ayudarán en el diagnóstico. Suele ser el síntoma que antes reaparece cuando no hay un buen control de la enfermedad y el último en desaparecer tras la introducción del tratamiento. En algunas ocasiones es su única manifestación y recibe el nombre de *tos equivalente asmática.* Se ha descrito una entidad que guarda relación con el asma por la asociación de tos y eosinofilia en el esputo, pero que se distingue por la ausencia de obstrucción variable al flujo aéreo e hiperrespuesta bronquial. Esta entidad, que ha sido denominada *bronquitis eosinofílica,* puede suponer entre un 10-15 % de los pacientes atendidos por tos crónica en una consulta especializada y ser indistinguible del asma; por otro lado, cabe añadir que responde bien al tratamiento con corticoides inhalados.

3.2 *RGE*

La tos asociada a RGE supone el 10-40 % de los casos de tos crónica. Los mecanismos que la producen son, por un lado, la aspiración de ácido gástrico o sustancias no ácidas y, por otro, la estimulación directa de los receptores esofágicos. El diagnóstico es problemático porque los síntomas son variables, no siempre existe una relación directa y pueden coexistir otras enfermedades asociadas al RGE. La endoscopia no es útil, salvo en los casos de esofagitis. La aspiración ácida se detecta con la pHmetría de 24 horas. El período total de tiempo con un pH < 4 define el tiempo de exposición al ácido y es el indicador más sensible de reflujo patológico. En el esófago distal, este período supone el 5-7 % del total del registro. La impedanciometría esofágica permitirá distinguir entre aspiración de contenido sólido, líquido o gaseoso y establecer, por tanto, si la causa es debida al ácido. Dada la inespecificidad de los métodos disponibles, no se considera necesaria la realización de pruebas objetivas para el diagnóstico de RGE. Se acepta que ante la sospecha clínica debe iniciarse tratamiento y, si hay una respuesta favorable, asumir que hay asociación causal entre tos y RGE.

3.3   *Síndrome tusígeno de las vías aéreas superiores*

Inicialmente conocido como síndrome de descarga nasal posterior, se pensaba que ocurría como consecuencia de la estimulación mecánica de receptores laríngeos por las mucosidades nasales posteriores. Existe, en ocasiones, una sensibilización de los receptores nasales que el paciente define como una urgencia de toser y se diferencia del estímulo mecánico expresado como sensación de cuerpo extraño en la faringe con carraspeo y necesidad de aclararse la garganta. En el diagnóstico se requiere, además de los criterios clínicos, una respuesta adecuada al tratamiento específico. La indicación de un TAC de senos paranasales, si hay clínica sugerente de sinupatía, o la endoscopia nasal en los casos más problemáticos pueden ser de ayuda.

3.4   *SAHS*

La prevalencia de tos asociada a SAHS es alta si éste se asocia a obesidad. En muchos casos, el síntoma de presentación no es la somnolencia o el ronquido sino la tos persistente que no responde a tratamientos dirigidos al asma, rinitis o RGE. En estos casos, se ha observado que el tratamiento con presión continua positiva en la vía aérea (CPAP) reduce la tos.

3.5   *EPOC*

La tos matutina es el síntoma más frecuente de esta enfermedad al estar presente en el 70 % de los pacientes. Su diagnóstico se basa en la historia de tabaquismo y en la demostración de obstrucción crónica al flujo aéreo. La abstención tabáquica y el tratamiento broncodilatador suelen ser efectivos.

3.6   *Fármacos*

Aunque son muchos los fármacos que han sido relacionados con la tos (véase la tabla 2), el grupo más frecuente es el de los inhibidores de la enzima convertidora de la angiotensina (IECAS). En este grupo, la tos seca es su principal efecto secundario (2-33 % de los pacientes tratados) con independencia de la dosis utilizada. Puede notarse a las pocas horas de la toma o semanas o meses después, y los mismos plazos son posibles para su desaparición tras retirar el fármaco.

3.7 *Síndrome de hipersensibilidad tusígena crónica*

Es la principal causa de tos idiopática y en algunas series puede llegar a ser del 50 %. Suele aparecer en mujeres de media edad, postmenopáusicas, y al inicio se relaciona con algún proceso infeccioso de las vías aéreas, pero después persiste independientemente del estímulo. Se acompaña de una frecuencia alta de ansiedad y depresión, asociada al número importante de pruebas, visitas médicas y tratamientos diversos que los pacientes sufren antes de descartar otras patologías. Se asocia por un mecanismo reflejo a un aumento en otros reflejos laríngeos como la disfunción de cuerdas vocales y las alteraciones en la voz.

4 Tratamiento

El tratamiento de la tos crónica debe seguir un algoritmo similar al utilizado en su diagnóstico (véase el algoritmo 2). En primer lugar se deben conocer y tratar todas las causas: infección respiratoria aguda, tabaquismo, fármacos, etc. Si persisten los síntomas, deberemos enfocar, en función de la historia clínica, hacia las tres causas más frecuentes: enfermedades eosinofílicas de las vías aéreas, RGE y síndrome tusígeno de las vías aéreas superiores.

El tratamiento específico de la tos asociada a enfermedades eosinofílicas de las vías aéreas mediante la administración de esteroides inhalados u orales presenta un índice alto de respuestas favorables. El tratamiento durante dos semanas con una tanda de esteroides orales sirve, además, de diagnóstico.

No ocurre así con la tos asociada a RGE o al síndrome tusígeno de las vías aéreas superiores, en los cuales el tratamiento de la causa no es suficiente y se debe asociar un fármaco dirigido a la hipersensibilidad del reflejo tusígeno. Se aconseja un ensayo terapéutico con un inhibidor de la bomba de protones (20-40 mg/día) y alginato durante 3-6 meses, incluso en ausencia de síntomas digestivos. Otras medidas incluyen perder peso, reducir la ingesta de grasas, medidas posturales, elevar la cabecera de la cama y evitar el consumo de cafeína, tabaco, alcohol y algunos fármacos.

El síndrome de descarga nasal posterior, secundario a patología infecciosa, alérgica o vasomotora, se trata con esteroides locales y sistémicos, así como con antihistamínicos de primera generación. Al igual que ocurre con el RGE, a veces resulta difícil distinguir si la tos es causa o consecuencia de la descarga nasal posterior. El goteo nasal posterior silente es un término que sirve para definir la tos que cura con antihistamínicos y esteroides en pacientes sin síntomas de descarga nasal.

En último término, las causas más frecuentes de dificultad terapéutica las constituyen la tos idiopática y el síndrome de hipersensibilidad tusígena crónica. La eficacia del tratamiento en este último caso es muy limitada. Los fármacos antitusivos se dividen, clásicamente, en dos grupos en función de su lugar de acción: directos o periféricos, e indirectos o centrales. Entre los *antitusivos directos* destacan la morfina y sus derivados (como la codeína o el dextrometorfan), si bien ninguno de ellos reduce la hipersensibilidad del reflejo tusígeno y, por

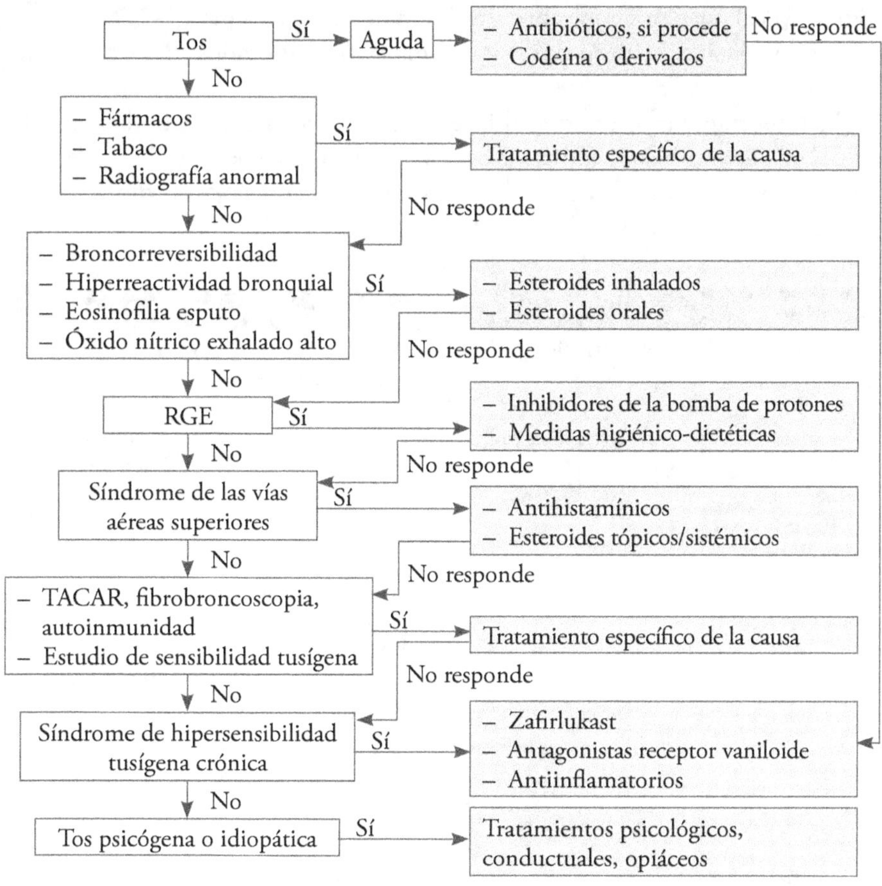

Algoritmo 2. Terapia en la tos crónica.

tanto, su eficacia es limitada. Su principal indicación es reducir la severidad de la tos de origen voluntaria o central, y el mecanismo de acción se produce a través de receptores específicos, localizados en el área del núcleo del tracto solitario.

Los fármacos *antitusivos indirectos* que actúan sobre los receptores periféricos y disminuyen su sensibilidad son, fundamentalmente, antiinflamatorios. Estudios de fármacos con actividad en el dolor neuropático como la gabapentina, la carbamacepina o la amitriptilina se han mostrado eficaces para reducir la gravedad de la tos. El antagonista de los leucotrienos, zafirlukast, o la eritromicina se han mostrado útiles en algunos ensayos aleatorizados. Los programas de terapia de lenguaje, supresión de la voz, supresión voluntaria de la tos y maniobras de higiene vocal pueden ser, también, útiles en algunos pacientes.

En la tabla 3 se incluyen las dosis y fármacos más utilizados en el tratamiento de la tos.

Es importante recordar que el interés primordial es el control de la tos. La eficacia de determinados fármacos o procedimientos no ha sido rigurosamente demostrada, como la carbocisteína, el yoduro de potasio, la bromhexina, la hidratación y las sustancias y pomadas aromáticas.

Tabla 3. Dosis y fármacos más utilizados en el tratamiento de la tos

Enfermedades eosinofílicas:	Corticoides inhalados	– Budesónida – Fluticasona	400 µg/12 h 500 µg/12 h
– Asma – Tos equivalente asmática – Bronquitis eosinofílica	Corticoides orales	– Prednisona	1 mg/kg/día 2 semanas
Síndrome de descarga nasal posterior	Antihistamínicos	– Desbronfeniramina – Azatadina – Ebastina – Loratadina	3 mg/12 h 1 mg/12 h 10 mg/24 h 10 mg/24 h
	Anticol. nasales	– Bromuro de ipratropio	84 µg/8 h
	Esteroides nasales	– Budesónida – Fluticasona furoato	200 µg/24 h 55 µg/24 h en cada fosa
RGE		– Omeprazol	20 mg/12 h
Idiopática		– Codeína – Dextrometorphan	30-60 mg/24 h 15 mg/6 h

Recomendaciones prácticas

- La tos crónica es la manifestación sintomática de una alteración neuro-sensorial refleja.

- El estudio de la tos crónica incluye la identificación de las causas de acuerdo con un algoritmo secuencial, y la medición de la sensibilidad tusígena mediante pruebas de provocación.

- El diagnóstico de las causas de tos crónica debe tener en cuenta las enfermedades eosinofílicas de las vías aéreas, el RGE y el síndrome tusígeno de las vías aéreas superiores.

- El tratamiento específico de las causas frecuentes de tos crónica, unifactorial o multifactorial, es efectivo en un alto porcentaje de casos.

- La mayoría de los fármacos antitusivos sólo son eficaces en poblaciones muy específicas. Es necesario monitorizar los efectos secundarios.

Bibliografía

1. De Diego A, Plaza V, Garrigues, JL, *et al.* Tos crónica. Arch Bronconeumol. 2002; 38 (5): 236-45.

2. Irwin RS, Baumannn MH, Bolser DC, *et al.* Diagnosis and management of cough executive summary. ACCP evidence-based clinical practice guidelines. Chest. 2006; 129: 1S-23S.

3. Irwin RS, Boulet LP, Cloutier MM, *et al.* Managing cough as a defense mechanism and as a symptom. A consensus panel report of the American College of Chest Physicians. Chest. 1998; 114: 133S-81S.

4. Irwin RS, Curley FJ, French CL. Chronic cough: the spectrum and frequency of causes, key components of the diagnostic evaluation and outcomes of specific therapy. Am Rev Respir Dis. 1990; 141: 640-7.

5. Morice AH, Mc Garvey L, Pavord I. Recommendations for the management of cough in adults. Thorax. 2006; 61: 1-24.

6. Morice AH, Fontana GA, Belvisi MG, *et al.* ERS guidelines on the assessment of cough. Eur Respir J. 2007; 29: 1256-76.

7. Morice AH, Fontana GA, Sovijarvi AR. The diagnosis and management of chronic cough. Eur Respir J. 2004; 24: 481-92.

8. Padvord ID, Chung KF. Management of chronic cough. Lancet. 2008; 371: 1375-84.

9. Van Cauwenberge P, Bachert C, Passalacqua G, *et al.* Consensus statement on the treatment of allergic rhinitis. Allergy. 2000; 55: 116-34.

10. Widdicombe J, Fontana G. Cough: what's in a name. Eur Respir J. 2006; 28: 10-5.

Capítulo 6

Algoritmos diagnóstico-terapéuticos para la atención de las urgencias respiratorias en el centro de salud

J. A. Quintano Jiménez

Sinopsis

En este capítulo se aborda el manejo del paciente con patología respiratoria urgente que con más frecuencia se atiende en atención primaria (AP). En él se recogen los aspectos más importantes para el diagnóstico de sospecha, las pruebas y los criterios de valoración de la gravedad, así como el lugar, el tratamiento y la actitud adecuados en cada caso. Para ello se ilustra cada tema con un algoritmo diagnóstico-terapéutico que, apoyándose en las aclaraciones de un texto-resumen y tablas de referencia, persigue una visión y una comprensión más fácil de cada proceso urgente.

1 Introducción

La urgencia médica se define como aquella situación que requiere atención profesional inmediata. Los médicos de familia o de atención primaria (MAP) atienden todo el espectro de enfermedades que abarca la patología médica, como son las afecciones respiratorias y las urgencias que éstas producen, y lo hacen en sus consultas diarias a demanda y en los puestos, equipos o módulos de urgencias que, en función de la situación geográfica y la comunidad autónoma, pueden variar. Lo que es incuestionable es que el MAP es quien primero atiende las urgencias respiratorias; aunque, con cierta frecuencia, los pacientes acuden directamente al servicio de urgencias hospitalario (SUH).

Dentro de las urgencias respiratorias hay que distinguir entre las que pueden amenazar la vida y precisan una intervención urgente mientras el paciente es derivado al centro hospitalario, y aquellas que no ponen en peligro la vida pero precisan de una actuación más o menos rápida y son subsidiarias de atención extrahospitalaria por AP en las mismas consultas del centro de salud o en los puestos de urgencias habilitados.

¿Cuál es la estrategia que se sigue? Como en cualquier urgencia, hay una secuencia fija: mínima anamnesis inicial, registro de signos vitales, anamnesis y exploración posterior más completas, exploraciones complementarias y, seguidamente, tratamiento médico, observación, alta en el domicilio o derivación al hospital.

Es preciso tener unos criterios claros de actuación, para ello los algoritmos que presentamos en este capítulo son herramientas que pueden ayudar al MAP en la toma de decisiones diagnósticas y terapéuticas de una manera rápida ante una urgencia respiratoria.

Al ser muy amplio el espectro de urgencias por atender del aparato respiratorio vamos a dejar aparte aquellas situaciones que, por su forma de presentación, son más propias de atención por los equipos especiales de urgencia (traumatismos, ahogamiento, inhalaciones de gases tóxicos); así como tampoco vamos a tratar la disnea aguda, porque es un síntoma común que se aborda en todas las patologías que a continuación se tratan.

2   Exacerbación asmática

El objetivo del tratamiento de una crisis asmática es preservar la vida del paciente y revertir la exacerbación lo más rápido posible mediante la mejora del intercambio de gases y el descenso de las resistencias de las vías aéreas.

Tabla 1. Factores de riesgo asociado a asma de riesgo vital
Antecedente de crisis de asma grave de aparición súbita
Intubación endotraqueal / ventilación mecánica previa por asma
Consultas en urgencias u hospitalizaciones frecuentes en el año previo
Hospitalización o consulta en urgencias por asma en el último mes
Abuso de β_2-agonistas de acción rápida
Instauración brusca de la crisis
Corticodependencia actual o retirada reciente de éstos
Mala percepción de la disnea
Presencia de otras comorbilidades (enfermedades cardiovasculares, EPOC)
Problemas psicológicos o psiquiátricos serios

EPOC: enfermedad pulmonar obstructiva crónica.

Tabla 2. Síntomas o signos de riesgo vital
Bradicardia, hipotensión, cianosis
Deterioro progresivo del nivel de conciencia o fatiga muscular
Insuficiencia respiratoria a pesar de oxígeno en concentraciones altas
Obstrucción muy grave de la vía aérea con deterioro clínico
Agotamiento respiratorio

2.1 Valoración de la exacerbación asmática

Antes de iniciar el tratamiento de una exacerbación asmática hay que hacer una valoración clínica del enfermo, determinar su gravedad e identificar a los pacientes con alto riesgo de padecer un episodio de riesgo vital o que ya presentan síntomas y signos que alertan sobre la inminencia de maniobras de reanimación cardiopulmonar (véanse las tablas 1 y 2 y el algoritmo 1). Para la valoración de la gravedad de la crisis nos basaremos en criterios clínicos y funcionales mediante

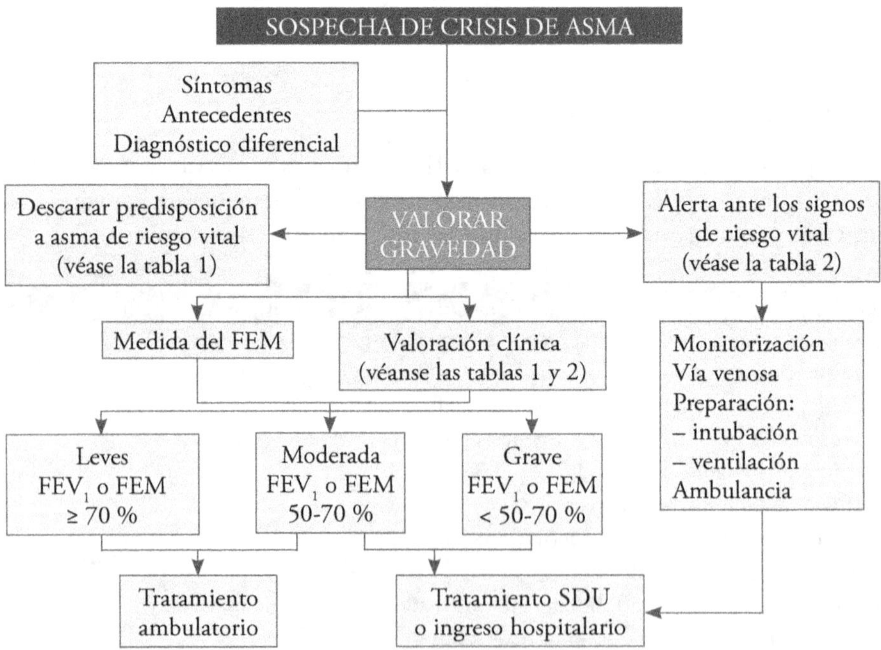

Algoritmo 1. Valoración de la crisis asmática.

la medida del volumen espiratorio máximo en el primer segundo (FEV_1) o la medición del flujo espiratorio máximo (FEM). Las determinaciones FEV_1 o FEM en una crisis de asma son indicadores más fiables que los síntomas; conocer la saturación de oxígeno por pulsioximetría (S_pO_2) será un dato de ayuda, y se deberá realizar una gasometría arterial si aquélla es menor del 92 %. La radiografía de tórax es útil en el diagnóstico diferencial o para descartar complicaciones.

Según los valores del FEV_1 o FEM, las exacerbaciones se clasifican en leves (cuando el FEV_1 o FEM es > 70 % de su valor teórico o mejor valor personal), moderadas (cuando están entre el 70 y el 50 %) y graves (cuando es < del 50 %).

2.2 Tratamiento de la exacerbación asmática

Conociendo la gravedad de la exacerbación asmática se seguirá una acción terapéutica diferenciada (véase el algoritmo 2). La mejor estrategia en el tratamiento de la agudización de asma es el comienzo precoz, y es fundamental revertir la obstrucción y la hipoxemia mediante el uso de broncodilatadores de acción rápida y la administración de oxígeno.

2.2.1 Crisis de asma leve

Se puede tratar en AP en el consultorio, en la unidad de urgencias o en el propio domicilio del paciente, siempre que se pueda hacer una valoración del FEM y la respuesta al tratamiento a las dos horas. Los agonistas β_2-adrenérgicos de acción corta deben ser administrados precozmente (con cartucho presurizado y cámara espaciadora) y a dosis altas; cada veinte minutos durante la primera hora y, posteriormente, cada 3-4 horas hasta la remisión de la crisis. Los corticoides orales están indicados siempre. Si no mejora en dos horas es obligada la derivación al SUH.

2.2.2 Crisis de asma moderada-grave

Deberá ser atendida de forma urgente. Siempre debe administrarse oxígeno a la dosis necesaria para mantener la S_pO_2 por encima del 92 %, así como se deben emplear corticoides sistémicos. Para el tratamiento broncodilatador pueden emplearse nebulizadores cada treinta minutos, o cuatro inhalaciones cada diez minutos con inhalador presurizado y cámara espaciadora. Se podrán añadir bromuro de ipratropio o corticoides inhalados, administrados en la fase aguda de la crisis de asma junto a los broncodilatadores, cada treinta minutos si no hay

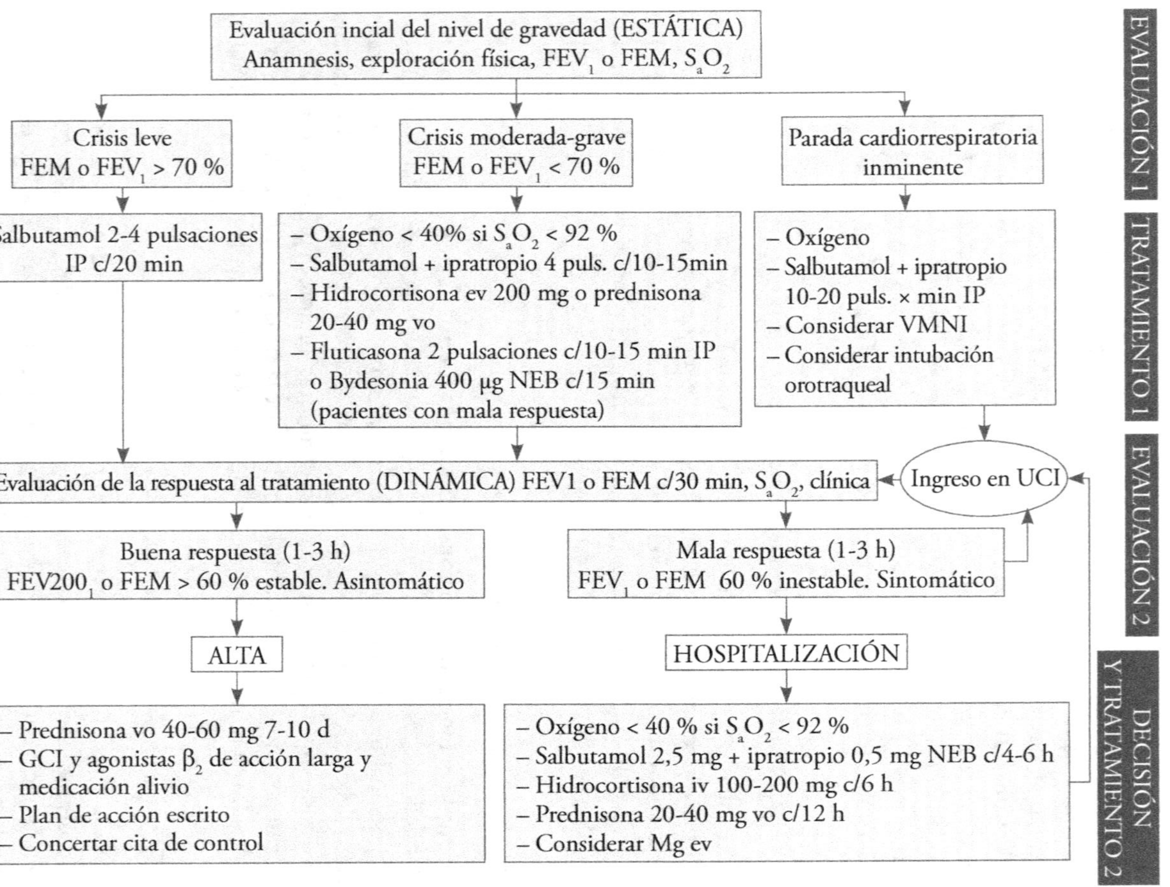

GCI: glucocorticoides inhalados; IP: inhalador presurizado; NEB: nebulizado; UCI: unidad de cuidados intensivos; VMNI: ventilación mecánica no invasiva.

Algoritmo 2. Tratamiento de la exacerbación asmática (tomado de GEMA 2009).

mejoría. En caso de imposibilidad de tratamiento inhalado por compromiso vital inminente, se recomienda salbutamol por vía parenteral.

2.3   Respuesta al tratamiento de la exacerbación asmática

Ante una crisis asmática de cualquier nivel de gravedad se debe valorar la respuesta tras una hora de tratamiento de los síntomas y la medición del FEM cada media hora. Si hay mejoría clínica y el FEM > 60 % del teórico, puede darse el alta a domicilio. Si tras dos o tres horas de tratamiento la respuesta es incompleta se debe considerar su ingreso hospitalario.

En el momento del alta de una crisis de asma se debe dar un plan de acción por escrito, comenzar con la educación en asma y concertar nueva evaluación del paciente en 24-72 horas.

Ante una crisis de asma de riesgo vital debe valorarse intubación oral y ventilación mecánica, así como realizar el transporte al hospital, rápidamente, en ambulancia convencional o medicalizada, según el estado del paciente.

3   Agudización o exacerbación de EPOC (eEPOC)

3.1   Diagnóstico de la eEPOC

El diagnóstico de la eEPOC es clínico y es importante conocer su etiología pues, aunque el 70 % de los casos es causado por agentes infecciosos, existen otras causas entre las que destaca la polución ambiental. Además, cabe tener en cuenta que el empeoramiento del paciente con EPOC se debe a procesos que no deben considerarse una eEPOC (neumonía, insuficiencia cardíaca y tromboembolismo pulmonar [TEP], entre otros).

Tabla 3. Criterios de gravedad de la eEPOC
Cianosis
> 25 respiraciones/minuto
Uso musculatura accesoria
Respiración paradójica
Edemas
> 110 latidos cardíacos/minuto
Arritmia
Deterioro de conciencia

Tabla 4. **Factores de riesgo para una evolución desfavorable de la eEPOC**
Edad > 70 años
FEV_1 < 40 %
Oxigenoterapia crónica domiciliaria
Tratamiento con corticoides
Estado de nutrición
> 3 exacerbaciones al año
Fracasos terapéuticos anteriores
Comorbilidad diabetes, cardiopatía, insuficiencia renal crónica, cirrosis hepática, etc.
Malas condiciones sociales del entorno familiar y domiciliario

A nivel ambulatorio, ante una exacerbación leve no se precisan pruebas complementarias para su manejo, ya que éste se basa en la historia clínica y los datos de la exploración física. No se recomienda realizar radiografía de tórax de rutina salvo que se sospeche una neumonía o cuando exista una mala evolución. El electrocardiograma (ECG) tiene indicación ante la presencia de arritmias. La medición de la S_pO_2 sí es una herramienta útil ante la sospecha de hipoxemia.

### 3.2	*Valoración de la gravedad de la eEPOC*

Conocer el grado de severidad de una eEPOC nos permitirá discernir si podrá ser tratada de forma ambulatoria u hospitalaria. Para ello se precisa saber el estadio basal de la EPOC, el grado de disnea, el número de exacerbaciones previas, las comorbilidades y la función respiratoria. Hay unos criterios de gravedad en la exploración física que indicarán la derivación al hospital (véase la tabla 3) o mostrarán unos factores de riesgo correlacionados con una evolución desfavorable de la exacerbación (véanse la tabla 4 y el algoritmo 3).

### 3.3	*Tratamiento de la eEPOC*

#### 3.3.1	*Lugar de tratamiento*

Las eEPOC leve y moderada sin criterios de gravedad se tratan, generalmente, como primera opción de forma ambulatoria. El tratamiento en la eEPOC grave es hospitalario. La derivación al hospital de la exacerbación viene deter-

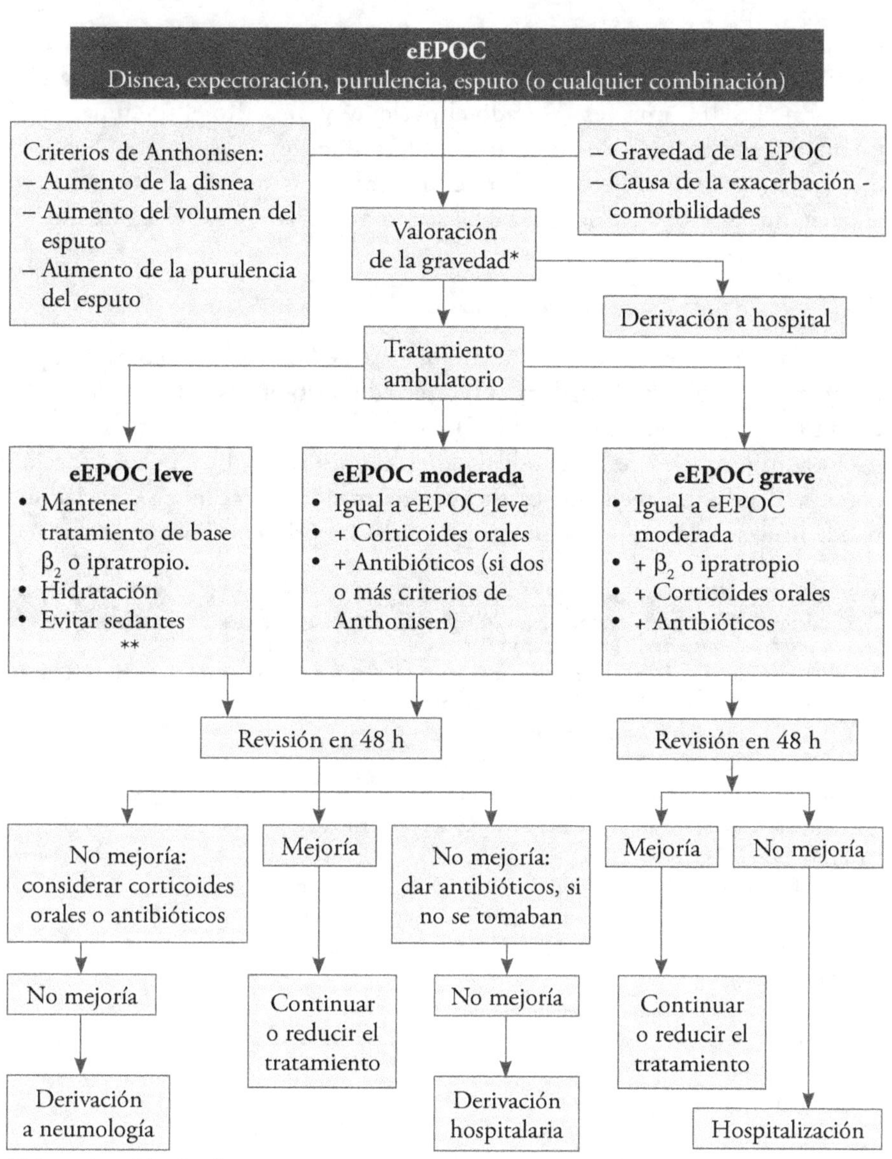

* Véanse las tablas 3 y 4.

** Considerar antibióticos si se cumplen dos o más criterios de Anthonisen.

Modificado de: *Consenso Nacional sobre EPOC en Atención Primaria*, 2007.

Algoritmo 3. Manejo de la eEPOC.

minada por la presencia de criterios o factores de riesgo de gravedad (véanse las tablas 3 y 4), por el empeoramiento o por la aparición de dudas diagnósticas. En el SUH, una vez valorado el paciente y prescrito el tratamiento, si no mejora al cabo de doce horas se procederá al ingreso hospitalario. Siempre que en el medio ambulatorio se trate una eEPOC se debe valorar de nuevo al paciente a las 48-72 horas, sea cual sea su gravedad (véase el algoritmo 3).

3.3.2 *Tratamiento ambulatorio de la eEPOC*

Éste radica en mantener el tratamiento de base de la EPOC, así como en optimizar la terapia broncodilatadora y el empleo de antibióticos y corticoides orales cuando esté indicado (véase la tabla 5).

La administración de broncodilatadores, agonistas β_2-adrenérgicos de acción corta, se debe hacer mediante cartuchos presurizados con cámara espaciadora; puede utilizarse la terapia nebulizada durante las primeras horas en pacientes

---

Tabla 5. Tratamiento antibiótico en la eEPOC (recogido en el capítulo 3)

Tratamiento broncodilatador de acción corta a altas dosis a demanda:
- Agonistas β_2-adrenérgicos: aumentar hasta 0,6 mg de salbutamol, 1 mg de terbutalina, cada 4-6 h. Precaución en cardiópatas
- Anticolinérgicos: ipratropio hasta 80 µg/4-6 h
- Preferible en aerosol presurizado más cámara

Teofilinas: mantener si se tienen prescritas. No usar la vía parenteral

Corticoides inhalados: mantenerlos si se tienen prescritos

Corticoides orales:
- Si hay hiperreactividad bronquial o si no se presenta mejoría en 48 h
- Pauta: 0,5 mg/kg/día metilprednisolona o equivalente, 7-10 días

Antibióticos: si se cumplen 2 o 3 de los criterios de Anthonisen

Pulsioximetría:
- S_pO_2 < 92 %: esperar evolución
- S_pO_2 < de 93 %: realizar gasometría arterial o derivar al paciente al hospital para valoración

Oxigenoterapia:
- No prescribir oxigenoterapia de inicio sin control gasométrico
- Sólo como tratamiento de urgencia, si S_pO_2 < 90 %
- Dosis habitual: concentración inspiratoria de O_2 de 24 % (gafas nasales a 2 l/m)

No hay evidencia: mucolíticos, antioxidantes, antitusígenos

No están indicados: antitusígenos, antileucotrienos

Medidas generales: reposo, hidratación, anticoagulación, intervención en tabaquismo, educación

con criterios de gravedad que sean incapaces de usar el sistema presurizado. Los corticoides sistémicos se deben administrar a todos los pacientes con criterios de gravedad o con $FEV_1 < 50$ %, en la eEPOC leve/moderada; se recomienda su uso si existe hiperactividad bronquial o cuando la evolución inicial no es favorable.

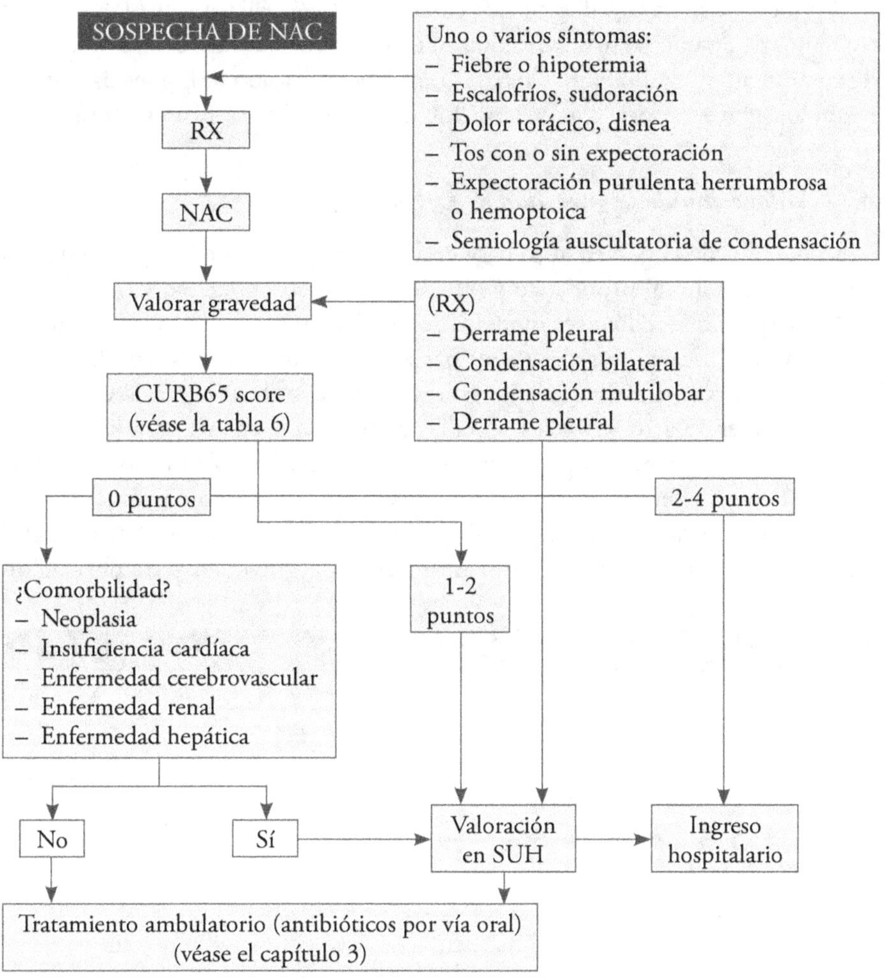

CURB65: escalas pronósticas de gravedad; RX: radiografía de tórax.

Algoritmo 4. Manejo ambulatorio de la NAC.

4   Neumonía adquirida en la comunidad (NAC)

El diagnóstico de NAC se asienta sobre unas manifestaciones clínicas compatibles y la demostración de un infiltrado o condensación en la radiografía de tórax. Esta última es prueba obligada para establecer su diagnóstico, extensión, complicaciones, diagnósticos alternativos y seguimiento de su evolución.

En todo paciente con diagnóstico clínico de NAC realizado en AP (consultas o equipos de urgencias) se debe valorar su gravedad para decidir el lugar adecuado de tratamiento y seguimiento. Un retraso en la identificación de la gravedad de una neumonía grave se asocia con un aumento de la mortalidad (véase el algoritmo 4).

4.1   Valoración de la gravedad de la NAC

La valoración de la gravedad se basa en la identificación de factores de riesgo que se asocian a mal pronóstico y que determinarán el ingreso y tratamiento hospitalario. Existen diversos modelos de predicción que pueden ayudar al médico a la identificación precoz de los pacientes con mal pronóstico. Para identificar de una forma fácil a los más graves se puede utilizar la escala CURB65, que se basa en cuatro variables sencillas para utilizar en AP para la toma de decisión de derivación o ingreso en el hospital (véase la tabla 6). Los pacientes con ≥ 1 deberían ser remitidos al hospital para completar evaluación.

En la radiografía de tórax, la afectación pulmonar multilobar o bilateral o la presencia de derrame son indicación de gravedad y de derivación

Tabla 6. Clasificación del riesgo de la NAC con escala CURB65			
Variables		*Cálculo de la puntuación*	
Edad ≥ 65		Un punto por cada variable presente	
Frecuencia respiratoria > 30 min		Rango entre 0 y 4 puntos	
Disminución del nivel de conciencia			
TA sistólica < 90 o TA diastólica ≤ 69			
Grupo de riesgo	*Puntos*	*Mortalidad (30 días)*	*Tratamiento*
Grupo 1	0	Baja (1,2 %)	Ambulatorio
Grupo 2	1-2	Intermedia (8,15 %)	Urgencias
Grupo 3	3-4	Alta (31 %)	Urgente hospitalario

Escala pronóstica CURB65 en NAC. Variables y grupos de riesgo: ponderación mortalidad y lugar de tratamiento. TA: tensión arterial.

al hospital. Una $S_pO_2 < 92$ % es también criterio de derivación a urgencias hospitalarias.

En la valoración de las neumonías en AP no son precisas pruebas como hemograma, bioquímica general, estudio microbiológico del esputo o antigenuria en orina.

Hay que recordar que el inicio precoz del tratamiento reduce la morbimortalidad de la NAC, por ello, no se debe retrasar el inicio del tratamiento antibiótico.

5 Hemoptisis

La hemoptisis es la expulsión de sangre por la boca mediante la tos, la cual procede del árbol traqueobronquial. Hoy día su causa más habitual en orden de frecuencia es: carcinoma broncogénico, bronquitis crónica y bronquiectasias.

Ante una persona con expectoración hemoptoica en primer lugar hay que confirmar que la sangre procede del árbol respiratorio y no de otro origen (véase la tabla 7). Ante la duda es aconsejable una adecuada exploración por el especialista en ORL y se precisa una anamnesis detallada de los antecedentes personales, la forma de presentación del cuadro y la exploración clínica, con valoración de compromiso respiratorio y hemodinámico sin olvidar hacer una exploración de la boca, *cavum* y fosas nasales (véase el algoritmo 5).

5.1 Gravedad de la hemoptisis

El objetivo principal ante una hemoptisis es establecer la gravedad. Ésta vendrá determinada por el volumen de sangre expulsado, la velocidad del sangrado y

Tabla 7. Diagnóstico diferencial entre hemoptisis y hematemesis		
	Hemoptisis	*Hematemesis*
Antecedentes	Cardiorrespiratorios	Gastrointestinales
Síntomas	Tos, expectoración, disnea, dolor torácico	Náuseas, vómitos, rectorragias, melenas
Aspecto de la sangre	Espumosa, de color rojo brillante	Negra, con aspecto de «posos de café»
pH de la sangre emitida	Alcalino	Ácido
Material acompañante	Moco o esputo	Restos de comida
Anemia	Poco frecuente	Frecuente

la situación cardiorrespiratoria. En una hemoptisis grave o masiva (> 600 ml en 24-48 horas o > 150 ml/h) es fundamental localizar el origen del sangrado y, urgentemente, tomar las medidas para controlar y detener la hemoptisis, pues la vida del paciente está amenazada por la asfixia que puede producir la broncoaspiración hemática.

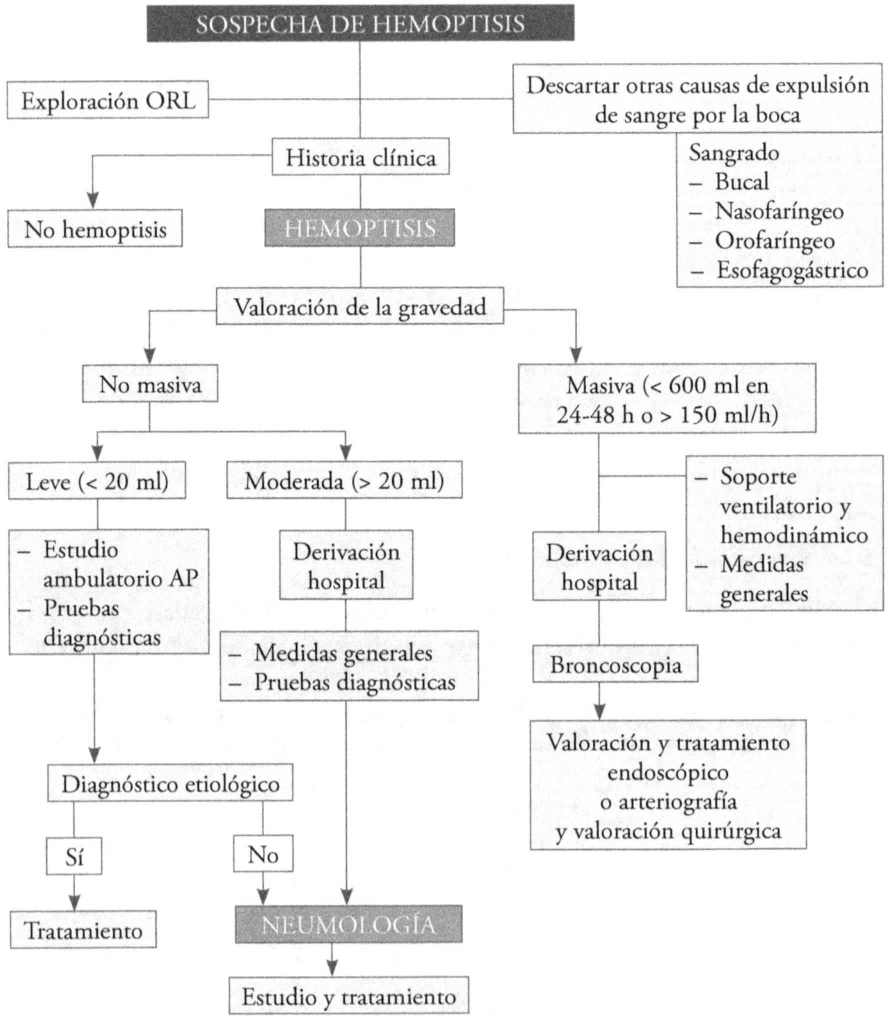

Algoritmo 5. Diagnóstico terapéutico de la hemoptisis.

5.2   *Tratamiento de la hemoptisis*

Ante la gravedad del cuadro de una hemoptisis masiva es obligado desplazar al paciente a un centro hospitalario, de manera urgente, en ambulancia medicalizada. Durante el traslado y el ingreso se deberán tomar medidas generales que mejoren el pronóstico de la hemoptisis y aseguren la ventilación y la estabilidad hemodinámica, si fuera preciso (véase la tabla 8). Una vez en el hospital se utilizará la fibrobroncoscopia para localizar el origen y la causa del sangrado, así como herramienta terapéutica de carácter paliativo, pero de gran utilidad.

Ante una hemoptisis moderada (> 20 ml) debe establecerse la gravedad del cuadro clínico y la derivación a urgencias hospitalarias; la premura dependerá de la magnitud de la hemoptisis, la causa desencadenante y la situación clínica del paciente. Como precaución se deben adoptar, también, las medidas generales antes referidas (véase la tabla 8). Ante una hemoptisis leve (< 20 ml), el diagnóstico de la causa y el tratamiento pueden hacerse de forma ambulatoria. Como medidas generales están el reposo y la toma de antitusígenos. En AP, ante dudas o falta de medios diagnósticos, se debe derivar a neumología.

6   TEP

Se entiende por TEP la obstrucción de una arteria pulmonar por un trombo procedente, por lo general, del sistema venoso profundo de las extremidades inferiores. Es una complicación de la trombosis venosa profunda y constituye una misma entidad con la enfermedad tromboembólica venosa. En AP y SUH es donde se atiende con más frecuencia a los pacientes con esta patología.

Tabla 8. Medidas generales ante una hemoptisis
Monitorización de las constantes vitales
Reposo absoluto en decúbito lateral del lado del sangrado
Cateterización de la vía venosa
Disponibilidad de tubo endotraqueal y equipo de aspiración
Cuantificar el volumen y frecuencia del sangrado
Administración de antitusígenos y ansiolíticos (si no hay contraindicación)
Dieta absoluta
Oxígeno, si S_PO_2 < 94 %

S_PO_2: saturación arterial de oxígeno mediante pulsioximetría.

Tabla 9. Síntomas y signos en pacientes con sospecha de TEP

Síntomas	*Signos*
Disnea*	Taquipnea > 20 rpm*
Dolor pleurítico*	Taquicardia > 100 ppm*
Dolor/edema en extremidades inferiores	Crepitantes
Hemoptisis	Signos de trombosis venosa profunda
Palpitaciones	Temperatura > 38 ºC
Dolor anginoso	Galope derecho**
Síncope/presíncope**	

* Frecuentes; ** Frecuentes en TEP con repercusión cardíaca grave.

Tomado de *Normativa SEPAR sobre tromboembolismo pulmonar.*

6.1 Sospecha clínica

Se establece sobre la base de unos síntomas y signos iniciales, junto con la presencia de factores de riesgo. El síntoma más frecuente es la disnea súbita con o sin dolor torácico tipo pleurítico; y como signo constante aparece la taquipnea, por lo que su ausencia hace improbable el diagnóstico (véase la tabla 9). La mayoría de los casos de TEP se pueden incluir en uno de los grupos de la tabla 10. Entre los factores de riesgo de la enfermedad tromboembólica venosa cabe destacar la inmovilización y la cirugía (la de mayor riesgo es la ortopédica de cadera y rodilla).

El diagnóstico de sospecha se completa con los datos que aporta la exploración física, y se debe realizar siempre una exploración de las extremidades inferiores en la búsqueda de signos de trombosis venosa profunda. En AP, si hay disponibilidad, se deberían hacer de forma urgente un ECG, una pulsioximetría y una radiografía de tórax, que pueden ayudar en el diagnóstico y establecer diagnósticos

Tabla 10. Formas de presentación del TEP

Cuadro de disnea y taquipnea repentina que desaparece espontáneamente

Síndrome de infarto pulmonar: dolor pleurítico + expectoración hemoptoica + condensación en la radiografía de tórax

Inestabilidad hemodinámica: hipotensión, *shock* o síncope

Insuficiencia cardíaca derecha

Muerte súbita. Inicio con disnea, alteración de conciencia y *shock*

Tabla 11. Escala de probabilidad clínica de Wells *et al.* en el TEP*			
Primera posibilidad de TEP	3	*Probabilidad clínica*	
Signos de TVP	3	– Baja	0-1
TEP o TVP previos	1,5	– Intermedia	2-6
Frecuencia cardíaca > 100 lpm	1,5	– Alta	≥ 7
Cirugía o inmovilización en las cuatro semanas previas	1,5	– Improbable	≤ 4
Cáncer tratado en los seis meses previos o en tratamiento paliativo	1	– Probable	< 4
Hemoptisis	1		

TVP: trombosis venosa profunda.
* Wells PS *et al.* Thromb Haemost, 2000.

diferenciales. Aunque la radiografía de tórax es inespecífica, en el 80 % de los TEP es anormal, por lo que en estos pacientes la sola sospecha justifica la derivación a SUH o a la consulta de neumología para ser valorados en el día. La gasometría es obligatoria ante valores de la S_pO_2 < 93 %; la hipoxemia arterial y la alcalosis respiratoria son un hallazgo común en el TEP agudo.

Se recomienda utilizar escalas de puntuación para la estratificación de la sospecha (como la de Wells), que son válidas y de utilidad en las consultas de AP y en urgencias extra o intrahospitalarias (véanse la tabla 11 y el algoritmo 6).

A nivel hospitalario, las pruebas complementarias que utilizar para la exclusión o confirmación del TEP son: dímeros D, angio-TAC y ecografía venosa de las extremidades inferiores. Estas exploraciones sirven en la mayoría de los casos para diagnosticar o excluir el TEP.

6.2   *Tratamiento del TEP*

El tratamiento del TEP comienza con la fase de prevención, donde es fundamental la participación de AP mediante una adecuada intervención en los pacientes con factores de riesgo tromboembólico. El uso de las heparinas de bajo peso molecular es una realidad en AP, donde se debe estar alerta ante los riesgos de trombosis venosa profunda y seguir las recomendaciones vigentes sobre profilaxis tromboembólica.

Ya en asistencia especializada, en urgencias o en las UCI, el tratamiento del TEP se basa en la anticoagulación, y las heparinas de bajo peso molecular son de primera elección e igual de eficaces y seguras que la heparina fraccionada.

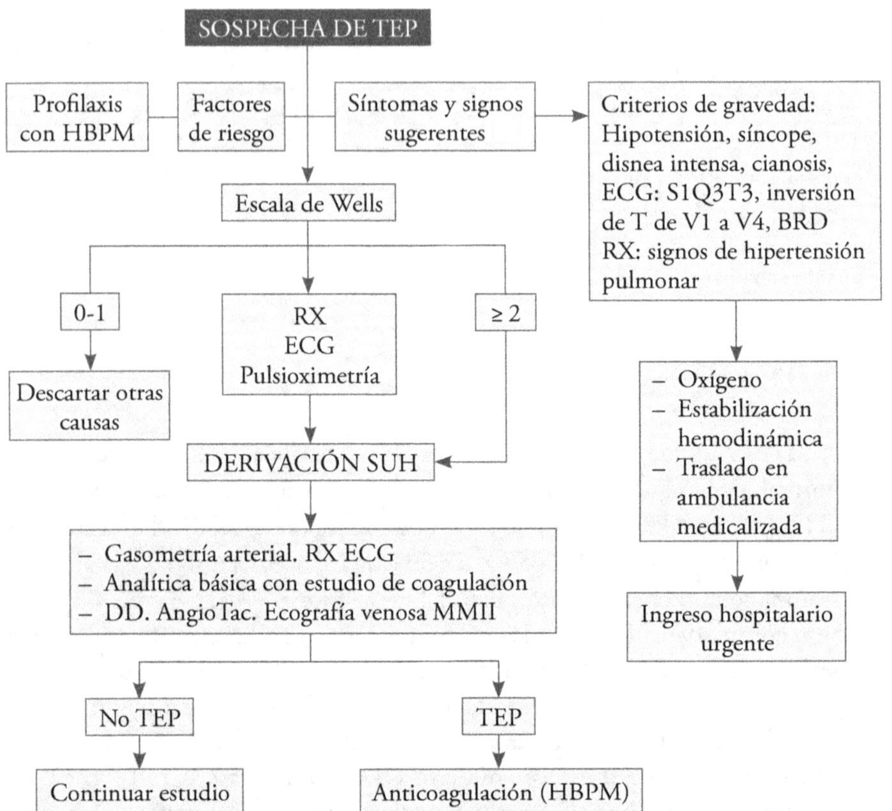

DD: dímeros D; HBPM: heparina de bajo peso molecular.

Algoritmo 6. Diagnóstico terapéutico del TEP.

7 Neumotórax espontáneo (NE)

Se denomina neumotórax a la presencia de aire dentro del espacio pleural, lo que modifica la presión subatmosférica intrapleural y ocasiona colapso pulmonar parcial o total. El neumotórax se clasifica según su etiología en neumotórax espontáneo o adquirido. El NE se divide en primario (NEP) cuando no hay una enfermedad pulmonar previa, y en secundario (NES) cuando hay enfermedad pleuropulmonar de base. El adquirido puede ser yatrogénico o traumático.

Tabla 12. **Patrón clínico en el NE**
Personas < de 30 años
Personas jóvenes altas y delgadas
Dolor pleurítico de comienzo brusco
Disnea variable de aparición súbita
Los síntomas mejoran con el reposo
Hipoventilación homolateral
Timpanismo homolateral

7.1   Diagnóstico del NE

Hay que sospechar un neumotórax en personas jóvenes con un patrón clínico como el reflejado en la tabla 12. El neumotórax a tensión es una forma de presentación que reviste mayor gravedad; existe un mecanismo valvular que permite el paso del aire al espacio pleural, pero no su salida, por lo que ocurre un aumento de la presión que da lugar al colapso pulmonar total, al desplazamiento del mediastino y a la disminución de la precarga cardíaca. En la exploración destacan la hiperinsuflación del hemitórax afecto y los signos de insuficiencia cardiorrespiratoria.

Los síntomas y signos del NES son más intensos que en el NEP y suelen ser los de la enfermedad de base, pero acentuados, lo que puede suponer una amenaza de gravedad.

En la valoración del NE se debe realizar un interrogatorio adecuado y una exploración física completa, siendo prioritario conocer la gravedad e inestabilidad que presenta el paciente (véase el algoritmo 7). El diagnóstico definitivo lo aporta la radiología simple de tórax en bipedestación en proyección posteroanterior e inspiración forzada. La normativa SEPAR hace la siguiente clasificación del neumotórax en:

1) Parcial, si la separación de la pleura visceral ocupa una parte de la cavidad pleural.

2) Completo, cuando la separación entre la pleura visceral y la parietal se produce a todo lo largo de la cavidad pleural, pero sin llegar al colapso total.

3) Total, si hay colapso pulmonar con formación uniforme de un muñón (véase la figura 1).

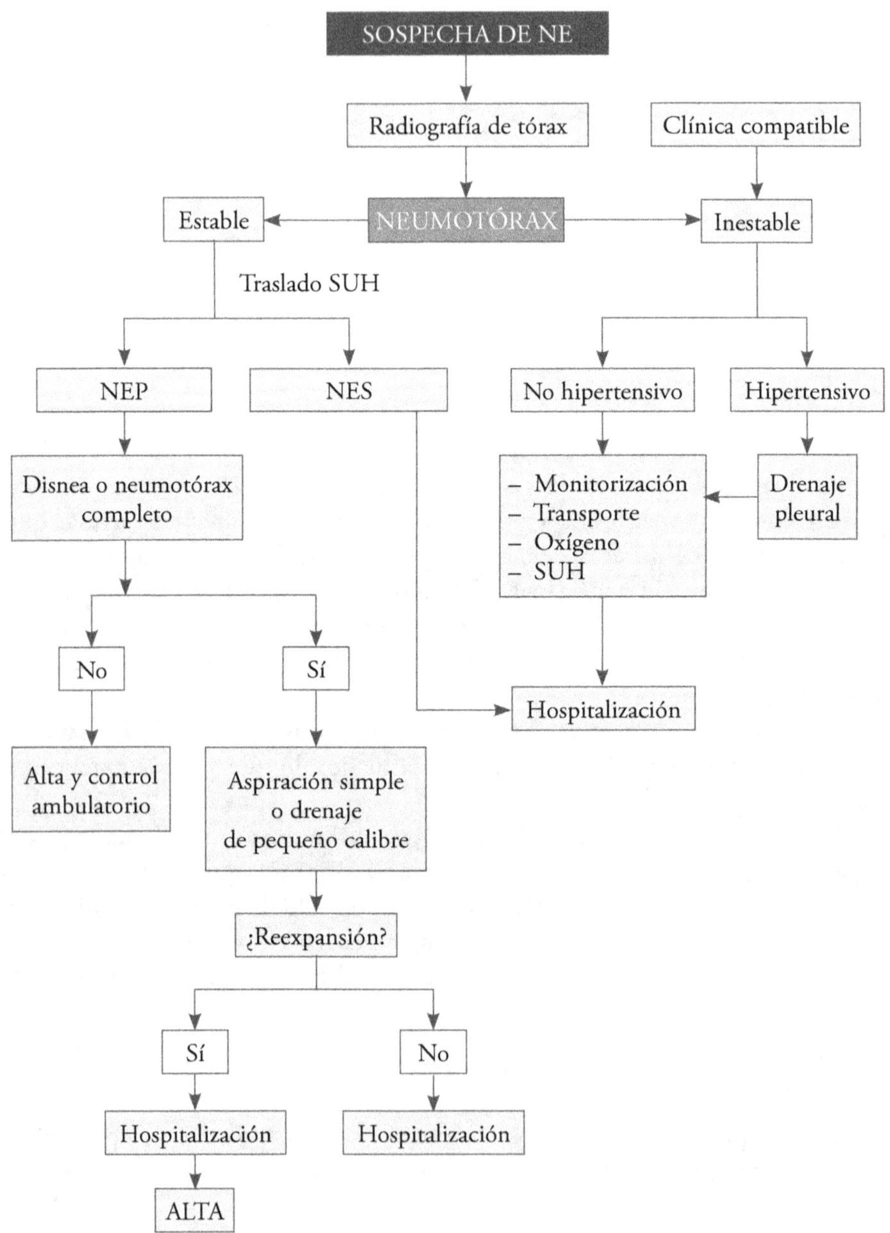

Algoritmo 7. Atención en urgencias del NE.

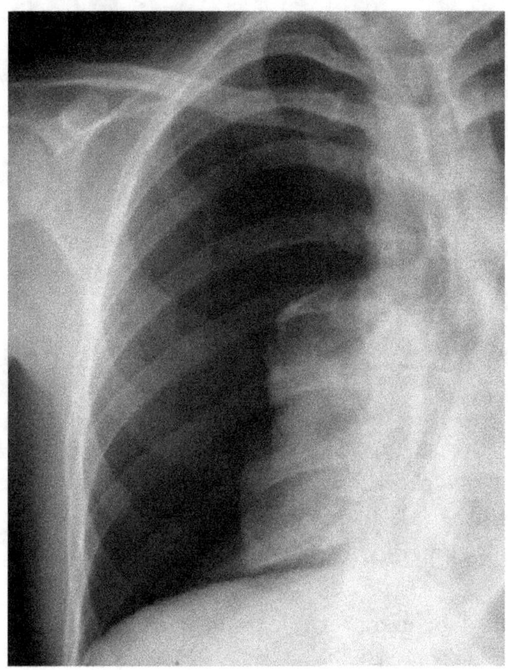

Figura 1.
NE total del pulmón
derecho.

7.2 Tratamiento del NE

7.2.1 Tratamiento del NE en el medio extrahospitalario

El objetivo terapéutico en un neumotórax es la reexpansión del pulmón, mediante la eliminación de aire del espacio pleural. Esta reexpansión se consigue mediante la observación si es parcial, o la extracción por los distintos métodos disponibles.

Ante la sospecha de neumotórax o confirmación de éste el paciente debe ser remitido al hospital para seguir el tratamiento oportuno. No obstante, si en AP se diagnostica un neumotórax parcial leve con escasa sintomatología, se puede mantener en observación en su domicilio y hacer el seguimiento hasta su recuperación (comprobación mediante RX de la reexpansión pulmonar completa).

Un paciente con NEP estable sin disnea no debe considerarse un enfermo grave, por lo que se deriva al hospital sin equipo médico ni ambulancia. Ante la presencia de disnea o hipoxemia y en todos los casos de NES, el paciente debe ser trasladado al hospital en ambulancia sin monitorización y con administración de oxígeno mediante gafas nasales.

Si en urgencias de AP nos encontramos con un paciente con clínica claramente de NE y cuadro de insuficiencia respiratoria grave que haga sospechar un neumotórax, se debe monitorizar y atender con colocación de una vía venosa, administración de oxígeno mediante mascarilla al 35 % y derivación al hospital en ambulancia medicalizada. Si se trata de un neumotórax hipertensivo, se debe practicar toracocentesis antes de remitirlo al hospital. La toracocentesis se puede hacer con cualquier aguja (con longitud suficiente para llegar a la pleura) conectada a una jeringa; también se puede dejar un catéter venoso del 14, conectado a una llave de tres pasos que se abrirá en espiración y se cerrará en inspiración.

7.2.2   *Tratamiento hospitalario del NE*

Ante un NEP sin disnea la actitud de elección es la observación; si en urgencias se aprecia un neumotórax parcial y no empeora al cabo de seis horas, se podrá continuar el tratamiento y seguimiento de forma ambulatoria, siempre que pueda tener vigilancia adecuada por el médico de familia y acudir de nuevo al hospital en caso de empeoramiento.

Si el NE es completo o total se debe extraer utilizando diversos métodos como la aspiración simple o el drenaje torácico.

Recomendaciones prácticas

- En el tratamiento de la agudización de asma es fundamental el comienzo precoz, el uso de broncodilatadores de acción rápida, corticoides orales y la administración de oxígeno.

- Para las eEPOC leve y moderada sin criterios de gravedad, el tratamiento es ambulatorio. Éste radica en mantener el de base de la EPOC y en optimizar la terapia broncodilatadora y el empleo de antibióticos y corticoides orales.

- En pacientes con NAC, el inicio precoz del tratamiento reduce la morbimortalidad. No se debe retrasar el inicio del tratamiento antibiótico.

- Ante una hemoptisis, el objetivo principal es conocer la gravedad, que vendrá determinada por el volumen de sangre expulsado, la velocidad del sangrado y la situación cardiorrespiratoria.

- El tratamiento del TEP comienza con la prevención, interviniendo en los pacientes con factores de riesgo tromboembólico con heparinas de bajo peso molecular.

- El neumotórax a tensión reviste gravedad. En la exploración destacan la hiperinsuflación del hemitórax afecto y signos de insuficiencia cardiorrespiratoria. Se debe practicar toracocentesis antes de remitir al paciente al hospital en ambulancia medicalizada.

Bibliografía

1. ALERTA. América Latina y España: Recomendaciones para la prevención y el tratamiento de la exacerbación asmática. Barcelona: Mayo; 2008.
2. Global Initiative for Chronic Obstructive Lung Disease. Global strategy for diagnosis, management, and prevention of COPD. Updated 2009. Disponible en: http://www.goldcopd.org.
3. Guía de práctica clínica de diagnóstico y tratamiento de la enfermedad pulmonar obstructiva crónica. SEPAR-ALAT, 2009. Disponible en: http://www.separ.es.
4. Guía Española para el Manejo del Asma (GEMA) 2009. Madrid: Luzán 5; 2009.
5. Lim W, Van Der Eerden MM, Laing R, *et al.* Defining community acquired pneumonia severity on presentation to hospital: an international derivation and validation study. Thorax. 2003; 58 (5): 377-82.
6. Moya MS, Viejo JL. Urgencias respiratorias. Actualización inicial y técnicas de tratamiento. Madrid: Adalia Farma; 2002.
7. Normativa de neumonía adquirida en la comunidad. Sociedad Española de Neumología y Cirugía Torácica (SEPAR) Actualizada septiembre 2010.
8. Rivas JJ, Jiménez MF, Molins L, *et al.* Diagnóstico y tratamiento del neumotórax espontáneo (2008). Arch Bronconeumol. 2008; 44 (8): 437-48.
9. Roig J, Llorente JL, Ortega FJ, *et al.* Manejo de la hemoptisis amenazante. Normativa SEPAR.
10. Uresandi F, Blanquer J, Conget F, *et al.* Guía para el diagnóstico, tratamiento y seguimiento de la tromboembolia pulmonar (2004). Arch Bronconeumol. 2004; 40 (12): 580-94.

Capítulo 7

Espirometría y flujos espiratorios máximos. Recomendaciones para su correcta realización e interpretación

A. López Viña

Sinopsis

La espirometría debe ser una prueba rutinaria en la consultas de atención primaria (AP), ya que es necesaria para el diagnóstico y seguimiento de las enfermedades respiratorias crónicas, especialmente el asma y la enfermedad pulmonar obstructiva crónica (EPOC).

La espirometría forzada, con la que se obtiene una curva volumen/tiempo, es idónea para AP por ser sencilla y barata.

Para una correcta realización de la espirometría, es primordial que el técnico tenga una capacitación suficiente. Solamente se deben interpretar las curvas que cumplan los criterios de aceptabilidad y reproducibilidad.

Aunque las variables espirométricas que se pueden obtener de una curva volumen/tiempo son muchas, con el volumen espiratorio máximo en el primer segundo (FEV_1) y la capacidad vital forzada (FVC) (y la relación entre ambas: FEV_1/FVC %) se tiene la información suficiente para interpretar la espirometría. Dos tipos de alteraciones pueden ser definidas: la insuficiencia ventilatoria obstructiva, cuando la relación FEV_1/FVC es baja, y la insuficiencia ventilatoria restrictiva, cuando los volúmenes son bajos (FVC baja con FEV_1/FVC normal o alto), pero para asegurar que se trata de una restricción es necesario medir el volumen residual (RV), ya que esta alteración se define por una capacidad pulmonar total (TLC) baja.

Las enfermedades obstructivas constituyen la mejor indicación de la espirometría. Incluir la prueba broncodilatadora es recomendable cuando se detecte obstrucción.

El flujo espiratorio máximo (FEM) es una medida simple y reproducible de la existencia y gravedad de la obstrucción. El FEV_1 y el FEM no son parámetros intercambiables. El FEM tiene una variabilidad mayor del doble que el FEV_1 y, aunque tiene correlación con el FEV_1, es menos sensible para detectar obstrucción. El FEM como medida única sustituye a la espirometría, como una prueba menos sensible, solamente en los casos de no disponer de espirómetro. Donde más útil resulta es en la monitorización domiciliaria de los pacientes con asma.

1 Introducción

Ningún médico trata a un paciente con hipertensión arterial sin medirle la presión arterial, ni a uno con diabetes sin determinar la glucemia en sangre, o a otro con arritmias sin realizarle un electrocardiograma. Sin embargo, es frecuente que los mismos médicos traten a personas con asma o EPOC sin realizarles previamente una espirometría.

¿Por qué la espirometría no es aceptada de una forma generalizada en la práctica clínica? Probablemente por una combinación de causas relacionadas con el personal sanitario (la idea transmitida por fisiólogos respiratorios de que es una prueba complicada y con cierto halo de misterio; la carencia de espirómetros en los centros de AP, así como el pobre entrenamiento en la técnica de realización y en la interpretación de los resultados), logísticas (falta de tiempo, dificultades para prever el momento de la realización) y relacionadas con el paciente (la necesidad de realizarse con esfuerzo máximo). Es indudable que estas causas representan barreras para la implantación de esta prueba en AP.

Todas las dificultades deben ser superadas, ya que los espirómetros son instrumentos totalmente necesarios para el diagnóstico y seguimiento de las enfermedades respiratorias crónicas; por tanto, la espirometría tiene que constituir una prueba rutinaria.

En función del aparato utilizado y de la forma en que se realicen las maniobras de espiración máxima (lenta o rápida), la espirometría puede ser simple o forzada.

La *espirometría simple* se realiza con espirómetros de volumen (de agua o secos) y permite medir los volúmenes pulmonares estáticos (véase la figura 1):

– Volumen corriente (*tidal volume* [TV]): volumen de gas movilizado en cada respiración.

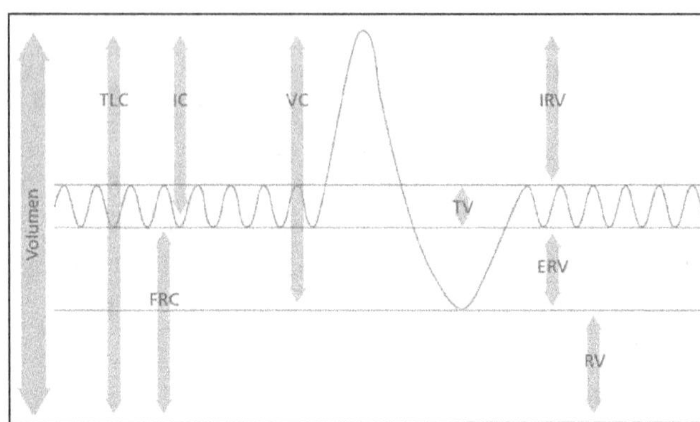

Figura 1.
Volúmenes pulmonares
estáticos.

- Volumen de reserva inspiratoria *(inspiratory reserve volume* [IRV]): máximo gas que puede ser inspirado desde una posición de reposo inspiratorio.
- Volumen de reserva espiratoria *(expiratory reserve volume* [ERV]): volumen de aire que puede ser espirado a partir de la posición de reposo espiratorio.
- Capacidad vital *(vital capacity* [VC]): formada por la suma de los volúmenes TV, IRV y ERV.
- Para medir el RV *(residual volume),* además de un espirómetro de agua, es necesario disponer de un analizador de helio. Con esta determinación se puede obtener también la TLC *(total lung capacity)* y la capacidad residual funcional *(functional residual capacity* [FRC]).

La *espirometría forzada* consiste en realizar una maniobra de inspiración lenta y máxima hasta la posición de TLC, seguida de una espiración lo más rápida y prolongada posible hasta la situación de RV. Se obtiene una curva de volumen/ tiempo. Se puede realizar con espirómetros de campana, pero también con muchos otros. Esta prueba, por sencilla y barata, es la idónea para AP.

La espirometría es de gran ayuda en el diagnóstico y en el seguimiento de las enfermedades obstructivas. Aunque también puede identificar enfermedades restrictivas, su uso en AP en el seguimiento de estas enfermedades es menos útil. En cualquier caso, en este capítulo se describe la espirometría forzada y su utilidad en las enfermedades obstructivas.

La dificultad espiratoria que define la obstrucción de la vía aérea puede ser cuantificada de dos maneras: demostrando que se necesita una fuerza (presión) para mantener los flujos normales durante la ventilación corriente, medida por la resistencia de la vía aérea (presión aplicada para generar un flujo de 1 l/min), o demostrando que el vaciado pulmonar es más lento cuando se usa la fuerza espiratoria máxima, utilizando el FEV_1 *(forced expiratory volume in one second)* o el FEM *(peak expiratory flow,* también llamado PEF).

2   Espirometría forzada

Esta prueba mide el volumen de aire que un individuo inhala o exhala en función del tiempo. Consiste en la realización de una maniobra de espiración con el máximo esfuerzo y rapidez, desde la posición de TLC hasta el RV.

Es una prueba relativamente barata y fácil de realizar, que puede utilizarse tanto en los laboratorios de función pulmonar más sofisticados como en las consultas de AP, pero es importante tener en cuenta que el valor clínico de la espirometría depende de la precisión del espirómetro, de la correcta realización de la maniobra y del uso de los valores de referencia adecuados.

Un espirograma es una curva volumen-tiempo (véase la figura 2) que proporciona una serie de parámetros; muchos espirómetros (en realidad, neumotacómetros) trazan dos curvas: la de volumen-tiempo (se integra el flujo en volumen y, mediante un cronómetro, se relaciona con el tiempo) y la de flujo-volumen (véase la figura 3). Hay dos diseños básicos de espirómetro: de volumen y flujo-sensibles.

- *Espirómetros de volumen.* Miden el volumen y su relación con el tiempo mediante un mecanismo de relojería (algunos convierten la señal de volumen en flujo y, mediante un microprocesador, obtienen una curva

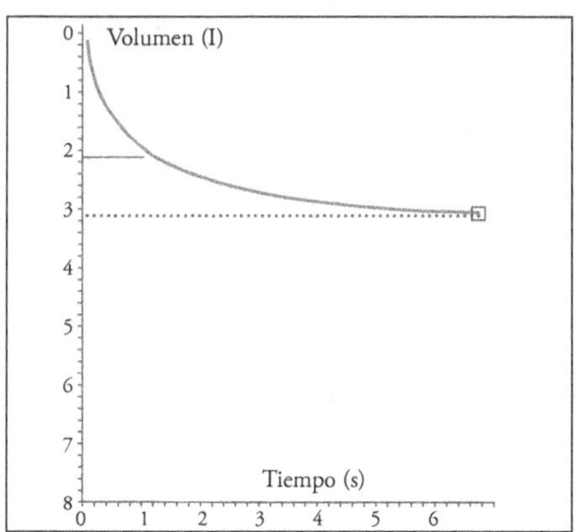

Figura 2. Curva volumen/tiempo.

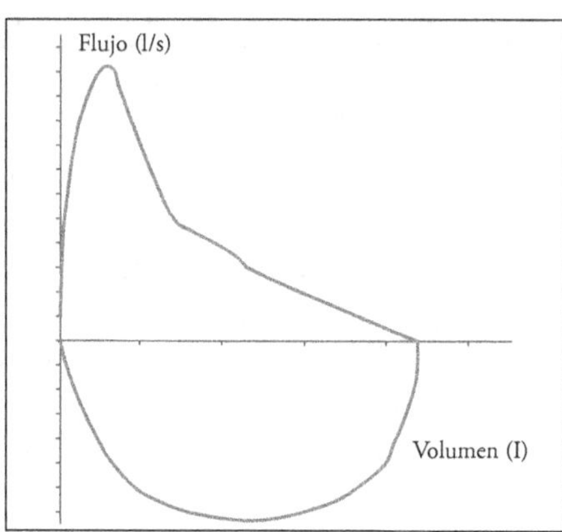

Figura 3. Curva flujo/volumen.

Tabla 1. **Requisitos mínimos de los espirómetros**
Efectuar registro de señal durante un tiempo mínimo de 15 s
Disponer de registro gráfico para valorar la morfología de la curva

Rango de medición:
   – Volumen: 0,5-8 l
   – Flujo: 0-14 l/s

Precisión: FEV_1 y FVC ± 3 % o ± 50 ml
Resistencia del aparato < 2,5 cc de H_2O, 0-14 l/s
Determinar el inicio del trazado por el método de extrapolación retrógrada o similar
Disponer de 24 curvas flujo-volumen estándar, como señal de prueba
Calibración con jeringa de precisión de 3 l o señal dinámica

flujo-volumen; no obstante, cabe señalar que el valor de estas curvas es limitado). Normalmente, los resultados se presentan en una gráfica volumen-tiempo. De este tipo son los espirómetros de agua (cámara volumétrica en forma de campana inmersa en un recipiente de agua) y los espirómetros secos (de pistón o fuelle como cámara volumétrica).

- *Espirómetros flujo-sensibles.* Utilizan un sensor que mide el flujo como primera señal y calculan el volumen por integración electrónica (analógicos) o numérica (digitales) de la señal de flujo. Pueden presentar los resultados con una curva flujo-volumen o volumen-tiempo. Hay tres tipos: neumotacómetros, anemómetros y de turbina.

Los espirómetros de fuelle, entre los de volumen, y los neumotacómetros, entre los de flujo, son los más utilizados. Estos últimos desplazan a los de volumen en las preferencias de los médicos, porque calculan automáticamente los índices ventilatorios, miden la aceptabilidad de cada soplido, almacenan los resultados, calculan los valores de referencia y ofrecen en impresión los resultados; además, incluyen las curvas volumen-tiempo y flujo-volumen; por último, cabe resaltar que son fáciles de transportar.

Hay en el mercado una gran variedad de equipos de espirometría, pero debe tenerse en cuenta que éstos han de cumplir los requisitos de la American Thoracic Society (ATS). En la tabla 1 se recogen las recomendaciones mínimas que deben cumplir los espirómetros.

La espirometría está indicada en pacientes con síntomas respiratorios no diagnosticados (disnea, pitos o tos); en pacientes con sospecha de EPOC, especialmente si tienen más de 40 años, tos crónica, disnea al ejercicio e historia de infecciones recurrentes; en la monitorización de pacientes con EPOC establecida, y para el diagnóstico, el seguimiento y la valoración de las exacerbaciones en pacientes con asma.

La espirometría es una prueba segura y prácticamente no tiene contraindicaciones absolutas, aunque no debe realizarse cuando exista neumotórax, angor inestable e infarto agudo de miocardio reciente o desprendimiento de retina. Hay situaciones que pueden hacer imposible la realización de maniobras correctas y que, por tanto, pueden considerarse también contraindicaciones relativas: falta de colaboración involuntaria (falta de comprensión o dolor torácico), falta de colaboración voluntaria (actitud litigante por incapacidad laboral en trámite, enfermedad mental u otros), traqueotomía, parálisis facial, problemas bucales o intolerancia a la boquilla (muy raro en espirómetros abiertos con boquilla de cartón).

2.1   Recomendaciones para su realización

Para una correcta realización de la espirometría, el elemento fundamental es que el técnico tenga una capacitación suficiente. Deberá conocer los fundamentos metodológicos teóricos, saber instruir a los pacientes para que hagan unas maniobras adecuadas y poder detectar cualquier error.

Hay que seguir una metodología que debe empezar con instruir convenientemente al paciente: los técnicos deben explicarle que el objetivo de la prueba es medir cuánto aire puede soplar y con qué fuerza; después se le solicita que siga los siguientes pasos: «Coja todo el aire que le sea posible (paso 1); cuando esté lleno, coloque la boquilla en su boca (paso 2); cierre sus labios fuertemente alrededor de ésta (paso 3); sople a través de la boquilla y expulse el aire tan fuerte y rápido como pueda (paso 4)».

El individuo debería continuar expulsando aire activamente durante tanto tiempo como le fuera posible o hasta que el técnico le indicara lo contrario. Durante la realización, el paciente será alentado a esforzarse.

Todas las maniobras deben realizarse con el paciente sentado erecto, se debe evitar la inclinación hacia delante, puesto que puede comprimir la tráquea y favorecer el depósito de saliva a través de la boquilla.

Aunque no es necesario, ya que en una maniobra de FVC es imposible que se eche el aire por la nariz, se recomienda colocar una pinza nasal, sobre todo en niños y en pacientes con un tiempo de espiración muy prolongado.

<table>
<tr><td colspan="1">Tabla 2. Criterios de aceptabilidad y reproducibilidad de la espirometría</td></tr>
</table>

Criterios de aceptabilidad

Maniobra libre de artefactos:
- Tos o cierre de la glotis durante el primer segundo de la espiración
- Terminación precoz o corte en la curva
- Fuga en el sistema o en el contorno de la boquilla
- Obstrucción de la boquilla

Con un buen comienzo:
- Volumen extrapolado menor de 150 ml o 5 % de la FVC

Con exhalación satisfactoria:
- Tiempo de espiración mínimo de 6 s o meseta en la curva volumen-tiempo

Criterios de reproducibilidad

Después de obtener tres curvas aceptables:
- ¿La diferencia entre las dos mayores FVC es menor de 200 ml?
- ¿La diferencia entre los dos mejores FEV_1 es menor de 200 ml?
- Si se cumplen estos dos criterios se termina la prueba
- Si no los cumplen se siguen haciendo maniobras hasta un máximo de ocho

Las maniobras espirométricas tienen que cumplir unos criterios de aceptabilidad y de reproducibilidad (véase la tabla 2).

Para considerar que una maniobra de FVC es aceptable se debe observar cómo realiza la prueba el paciente y, posteriormente, comprobar que las curvas cumplen una serie de criterios. Cabe destacar que las maniobras inspiratorias y espiratorias tienen que ser realizadas con esfuerzo máximo y sin interrupciones. La curva, por su parte, debe tener un inicio brusco, ser cóncava hacia arriba en su trayecto y sin rectificaciones; además, su finalización no puede ser brusca. Algunas veces, por problemas técnicos, obstrucciones anatómicas variables o temblor, pueden aparecer oscilaciones en las curvas.

Los criterios de aceptabilidad que deben cumplir las curvas son tres:

- *Maniobra libre de artefactos.* Sin tos o cierre de la glotis en el primer segundo de la espiración, sin fugas en el sistema o en el contorno de la boquilla y sin obstrucción de ésta.

- *Buen comienzo.* El tiempo cero se determina por extrapolación retrógrada; por tanto, cuanto más lento sea el inicio de la espiración forzada mayor será el volumen extrapolado. Serán aceptables solamente las maniobras con un volumen extrapolado reducido, menor de 150 ml o 5 % de la FVC.

- *Exhalación satisfactoria.* La duración del esfuerzo espiratorio no debe ser inferior a seis segundos. Teniendo en cuenta que muchos niños y adolescentes no pueden alcanzar ese tiempo, la maniobra deberá finalizar cuando el volumen espiratorio sea menor de 25 ml en 0,5 segundos, o bien cuando se cumpla una de las siguientes circunstancias: la incapacidad del sujeto para continuar espirando es evidente; la curva volumen-tiempo tiene una meseta (definida como un volumen espiratorio inferior a 30 ml) durante al menos un segundo, o la espiración forzada tiene una duración razonable. En algunos pacientes con obstrucciones graves, un tiempo de espiración de seis segundos no resulta suficiente para alcanzar una meseta y pueden requerir muchos más segundos.

  La medida del FEV_1 puede resultar válida en maniobras sin una finalización adecuada.

Se considera que existe reproducibilidad cuando se obtengan al menos tres curvas aceptables y, entre las dos mejores, la diferencia del FEV_1 y de la FVC sea $\leq 5\ \%$ y ≤ 200 ml.

En algunas circunstancias, puede resultar difícil obtener medidas reproducibles. Por ejemplo, en pacientes con asma puede producirse una broncoconstricción, producida por la propia maniobra, y, por tanto, debe tenerse en cuenta este fenómeno para la valoración de las curvas.

Es necesario calibrar el espirómetro periódicamente para verificar la calidad de sus medidas y ajustarla si es necesario. La frecuencia de calibración varía según el tipo de espirómetro; para los de volumen, normalmente, debe hacerse semanalmente, y para los de flujo, en general, a diario.

Algunos estudios demuestran que existen variaciones en el FEV_1 y en la FVC dependiendo de la velocidad de la inspiración previa y de si se hace apnea antes de la espiración. Tanto el FEV_1 como la FVC son mayores cuando se hace una espiración rápida y sin apnea; por tanto, posiblemente sea ésta la maniobra más correcta.

2.2 Recomendaciones para su interpretación

La interpretación debe empezar examinando las curvas para asegurarse de que al menos tres maniobras cumplen los criterios de aceptabilidad y reproducibilidad; cualquier curva que no cumpla estos criterios debe interpretarse con mucha cautela.

Las variables espirométricas que pueden medirse son muchas, más de veinte, si se usan equipos computerizados, pero en la práctica clínica, en la mayoría de los casos, dos variables son suficientes para tener toda la información necesaria para interpretar la espirometría: FEV_1 y FVC, acompañadas de la relación entre ambas (FEV_1/FVC).

El volumen de aire que puede expulsarse durante la espiración forzada desde la máxima inspiración es la FVC. El volumen de aire que es expulsado en el primer segundo de esta maniobra es el FEV_1, el parámetro más útil para medir el flujo aéreo. Normalmente se expulsa, aproximadamente, el 75 % de la FVC en el primer segundo, y se expresa como un porcentaje FEV_1/FVC. Estos dos parámetros (FEV_1 y FVC) son los que en la clínica se necesitan para valorar una amplia variedad de anormalidades. Ningún otro parámetro (por ejemplo, los flujos medidos a diferentes volúmenes pulmonares) ofrece ventajas; al contrario: algunas veces pueden servir, incluso, para confundir o para crear un halo de misterio a algo tan simple y práctico como es la espirometría.

La relación FEV_1/FVC es la más sensible para detectar obstrucción de la vía aérea. Una vez diagnosticada la enfermedad obstructiva, el mejor parámetro para medir su gravedad y los cambios que se producen en el tiempo es el FEV_1. Éste tiene una correlación lineal con la obstrucción, desde la leve a la más intensa; posee, también, muy buena reproducibilidad.

Los determinantes del FEV_1 son la fuerza de contracción de los músculos respiratorios y la elasticidad del pulmón y de la caja torácica, así como la resistencia de la vía aérea. El FEV_1 en un individuo sano se genera a bajos volúmenes pulmonares y está influenciado por el calibre de las vías aéreas grandes y de mediano tamaño; es conocido que el estrechamiento de las vías aéreas en el asma y la EPOC se produce tanto en las centrales como en las periféricas.

La mejor FVC y el mejor FEV_1, aunque sean de diferentes curvas, son los parámetros que se deben medir.

Los resultados se expresaran en BTPS *(body temperature pressure satured)*, es decir, considerando que se han medido en condiciones de temperatura corporal (37 °C), presión barométrica ambiental y con aire saturado de vapor de agua. Muchos espirómetros dan ya los resultados en BTPS, pero, si no es así, será necesario utilizar el factor de conversión para calcularlo.

Para la interpretación de la espirometría hay que comparar los datos obtenidos con los valores teóricos de referencia que sean más adecuados para la población estudiada en función del sexo, la edad y la talla. Para la población española, los más aceptables son los de Roca y colaboradores y los de la European Community for Coal and Steel (ECCS).

Un problema no solucionado es el de los límites de los porcentajes medidos con los de referencia, que deben considerarse normales. De una forma arbitraria se

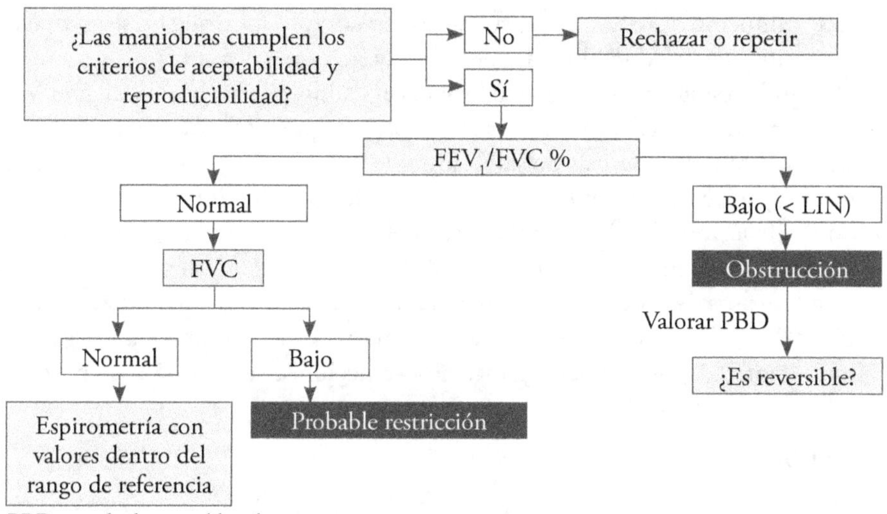

PBD: prueba broncodilatadora

Algoritmo 1. Interpretación de la espirometría.

toma el 80 % del valor de referencia, para el FEV_1 y la FVC, como límite para separar «normalidad» de «patología», lo que no deja de ser una limitación de la espirometría. Para la relación FEV_1/FVC, lo correcto es usar el límite inferior de la normalidad (LIN) por edad, altura y grupo étnico, como el mejor indicador de obstrucción. Algunas guías recomiendan utilizar el porcentaje del 70 % (menor del 70 %) como indicativo de obstrucción, pero esto lleva a sobrediagnosticar obstrucción en personas mayores y lo contrario en jóvenes.

Dos tipos de alteraciones pueden ser definidas por la espirometría: insuficiencia ventilatoria obstructiva, cuando el FEV_1/FVC es bajo (tomando como límite el LIN), e insuficiencia ventilatoria restrictiva, cuando los volúmenes son bajos. FVC baja con FEV_1/FVC normal o alto sugiere restricción, pero el criterio diagnóstico es el de TLC (baja), para lo cual hay que medir RV (véase el algoritmo 1).

En la interpretación de la espirometría de pacientes asmáticos, ocasionalmente se aprecia un FEV_1 bajo con una relación FEV_1/FVC alta que se puede confundir con un desorden restrictivo. Esto ocurre cuando las vías aéreas de pequeño tamaño están totalmente obstruidas y, por tanto, provocan un importante atrapamiento aéreo.

Como ya se dijo, en algunos pacientes con asma la realización de la maniobra de espiración forzada puede provocar broncoespasmo y, como consecuencia, una disminución del FEV_1 en las sucesivas curvas; esto hace que no se cumplan los criterios de reproducibilidad, pero es muy sugestivo de asma.

Medir la respuesta a un fármaco broncodilatador (prueba broncodilatadora) es útil para saber si la obstrucción es reversible. Después de la espirometría basal se administran cuatro dosis de salbutamol (100 µg) de forma separada y con cámara espaciadora y se repite la espirometría de 15 a 20 minutos después de la última inhalación. Tradicionalmente se analiza la reversibilidad por la mejoría en el FEV_1 y se considera positiva cuando alcanza el 12 % y al menos 200 ml.

En los casos de obstrucción es una buena práctica incluir una prueba broncodilatadora. Cuando se sospeche asma, incluso con espirometría basal con valores dentro de los de referencia y sin obstrucción, debe realizarse la prueba.

3 FEM

El FEM es una medida simple cuantitativa y reproducible de la existencia y gravedad de la obstrucción de la vía aérea. Es el máximo flujo conseguido durante una espiración, con esfuerzo máximo, e iniciado desde la máxima inspiración.

El FEM puede medirse con varios instrumentos (los que se usan para la espirometría): espirómetros, neumotacómetros, anemómetros y turbinas, pero en la práctica clínica el mejor es el medidor de FEM (MFEM) o *peak flow meter*, portátil y barato, ideal para la monitorización domiciliaria del paciente con asma (véase la figura 4).

Los MFEM se introdujeron en 1976 y fueron diseñados para uso domiciliario de los pacientes con asma. Previamente, en 1959, había aparecido el medidor de Wright, aparato demasiado voluminoso y caro para su uso domiciliario,

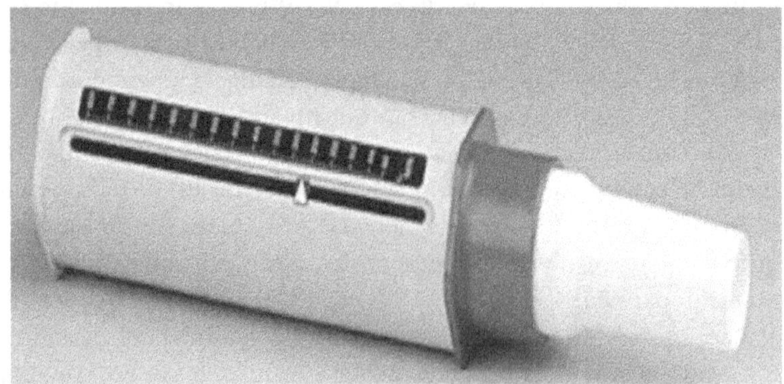

Figura 4.
MFEM.

que pasó a servir de estándar para correlacionar el resto. Aunque existen aparatos electrónicos portátiles que, además de medir FEM miden FEV_1 (alguno de ellos, con memoria, guarda los registros y el momento en que se hicieron), en la práctica clínica no se usan, salvo en ensayos clínicos, debido a su alto coste.

El resto de los medidores portátiles son muy similares: consisten en un armazón, normalmente cilíndrico o rectangular, que envuelve a un muelle que se desliza libremente en una varilla central. El muelle desplaza un indicador sobre una escala graduada y el soplido hace que el muelle se desplace hasta alcanzar el FEM, para después retornar y dejar el indicador sobre la escala señalando el FEM en litros por minuto.

En el mercado hay muchos medidores de diferentes marcas. Los requerimientos técnicos para los MFEM portátiles fueron establecidos por la National Asthma Education and Prevention (NAEP) en 1991 y aparecen reflejados en la tabla 3.

Hay muchos estudios que evalúan el funcionamiento de todas las marcas con diferentes resultados. En general, se puede decir que estos aparatos son adecuados para la monitorización de FEM en pacientes con asma y es recomendable que cada paciente utilice siempre el mismo medidor. La NAEP recomienda, también, que los fabricantes indiquen la durabilidad del aparato; y es que los estudios sobre estabilidad y precisión tras el uso clínico muestran que la mayoría de los aparatos se mantienen estables tras muchos soplidos (4.000) y que deben ser cambiados sólo cuando es evidente una mala función. Pueden contaminarse con hongos, por lo que se recomienda lavarlos periódicamente (boquilla y medidor), más o menos, una vez al mes, con agua y detergente suave. La mayoría de los fabricantes incluyen instrucciones de cómo hacerlo.

Recordemos que el FEM es, primariamente, un índice de obstrucción de las grandes vías aéreas, que se consigue al inicio de la espiración a muy altos volúmenes pulmonares y que sus determinantes principales son: la fuerza de contracción de los músculos respiratorios, la elasticidad del pulmón y de la caja torácica, y

Tabla 3. Requisitos técnicos para los MFEM
Rango de lectura hasta 400 l/min para niños y 700 l/min para adultos
Error máximo ± 10 %
Precisión ± 5 %
Variabilidad entre aparatos ± 5 %

la resistencia de las vías aéreas grandes. Por otro lado, cabe destacar que las principales limitaciones del FEM son: la dependencia del esfuerzo y la poca sensibilidad para la obstrucción de vías pequeñas. El FEM se correlaciona bien con el FEV_1, pero es menos sensible para detectar obstrucción.

El FEM como parámetro único es poco útil; sin embargo, en la monitorización funcional de los pacientes con sospecha de asma o en el seguimiento, una vez diagnosticados, la utilidad del FEM está plenamente establecida.

No hay contraindicaciones absolutas para la monitorización del FEM; en todo caso, limitaciones en relación con la colaboración de los pacientes o la propia técnica, como veremos más adelante.

3.1 Recomendaciones para su realización

Para la valoración del FEM es necesario asegurarse previamente de que la maniobra se hizo correctamente, por lo que se debe instruir a los pacientes en el procedimiento correcto:

- El test puede ser hecho de pie (preferiblemente) o sentado, pero siempre en la misma posición y sin flexionar el cuello. No son necesarias las pinzas nasales.
- Poner el medidor en 0 y cogerlo con una mano, sin que los dedos entorpezcan el indicador ni los agujeros de salida del aire.
- Hacer una inspiración máxima.
- Colocar la boquilla en la boca, con los labios alrededor; el medidor debe estar paralelo al suelo.
- Soplar tan fuerte y rápido como sea posible.
- Anotar el valor obtenido.
- Repetir los pasos anteriores dos veces más y registrar el mejor valor de los tres.

Hay que tener en cuenta que la medida puede ser falseada por distintos aspectos, como pobre esfuerzo, errores en el uso de la boquilla (pérdidas alrededor; parálisis facial; obstrucción por la lengua; técnica del «escupitajo», que consiste en la descompresión explosiva del gas en la vía aérea superior, usando la lengua para ocluir la boquilla), obstrucción del cursor y falsificación deliberada.

Para considerar aceptable la medida, como en la espirometría, los dos mejores valores deben ser similares.

3.2 Recomendaciones para su interpretación

El FEM está influenciado por la edad, la altura, el sexo y el origen étnico. Hay diferentes tablas, nomogramas y ecuaciones para obtener los valores normales de cada sujeto, con importantes variaciones entre ellos en la media y en la desviación estándar. Los más usados son los de Nunn y Gregg; sin embargo, muchos valores de los pacientes son más altos que la media. Por esta razón se recomienda el uso del *mejor valor del paciente* como referencia para cada uno.

El *mejor valor del paciente* debe ser obtenido después de un período de tratamiento intensivo de dos o tres semanas (el asma tiene que estar bien controlada, y para ello muchas veces es necesario dar corticosteroides orales). Durante este período, el paciente mide el FEM de dos a tres veces al día; el mejor valor debe repetirse dos o más veces, para considerarlo como tal, con el fin de evitar cifras excesivamente altas, realizadas con alguna técnica de falseado. El mejor valor debe ser periódicamente revaluado, sobre todo en niños, para no utilizar cifras más bajas de las reales.

Otro parámetro útil es la *variabilidad del FEM,* en un período de días o semanas. Existen muchos índices de variabilidad; el que mejor discrimina entre sujetos con asma y sin ella es la *amplitud media en %,* que se mide mediante la fórmula: valor más alto menos valor más bajo, partido por la media y por 100 de cada día, dividido después por el número de días. Éste es el más usado tanto en la clínica como en los ensayos clínicos.

Una variabilidad del FEM $\geq$ al 20 %, en más de tres días durante la semana en un registro no inferior a dos semanas, se considera un criterio diagnóstico.

Para el seguimiento, no hay valores de referencia bien establecidos de la variabilidad; algunos autores consideran que ésta debe ser menor del 20 % para considerar el asma bien controlada. Esto puede no ser correcto en la práctica clínica, ya que, por ejemplo, un paciente estable puede tener una variabilidad del 3 %, de modo que con un 10 o un 15 % tendría su asma mal controlada; por tanto, hay que individualizar, con conocimiento de la menor variabilidad de cada paciente. Algunos estudios sugieren que reducir la variabilidad, además de mantener la función pulmonar bien y sin síntomas, lleva a un control más eficaz.

El cálculo de la variabilidad lleva tiempo, lo que lo hace incómodo en la práctica clínica (para simplificarlo es necesario un programa de ordenador). Por ello se buscaron alternativas, desde la inspección visual (que puede ser útil en asma ocupacional, donde incluso ha sido validada, y permite observar la respuesta al tratamiento, pero que requiere experiencia) hasta registros electrónicos y computerizados que resultan prohibitivos por su precio. El índice alternativo más simple es el FEM matutino más bajo (medido siempre antes de tomar cualquier broncodilatador), expresado como porcentaje del mejor valor del paciente. Este índice tiene una fuerte correlación con la hiperreactividad bronquial, el cálculo es simple y los pacientes sólo tienen que hacer una medida. Algunas guías ya recomiendan medir sólo el FEM por la mañana y, si es más bajo del 80 % del mejor valor, medirlo más frecuentemente.

La monitorización del FEM tiene que ser siempre una herramienta útil para el paciente y, por tanto, debe ir unida a un plan de autotratamiento, mediante el cual el asmático sepa qué debe hacer precozmente en caso de deterioro. El método más utilizado es el de la tarjeta con diferentes zonas de colores (normalmente se usa el cromatismo de los semáforos), donde se indica al paciente qué hacer cuando aparecen síntomas o baja su FEM. Los porcentajes de FEM deben individualizarse al ser elaborados tras un período de asma bien controlada (los topes en el 80, 60 y 40 del mejor valor son los más usados, pero pueden no ser adecuados para un paciente concreto).

De diferentes estudios parece desprenderse que los pacientes con asma más grave e inestable, así como los malos percibidores, son los que se beneficiarían más de la monitorización del FEM.

Recomendaciones prácticas

- La espirometría es imprescindible para el diagnóstico y el seguimiento de los pacientes con asma y EPOC.

- El técnico encargado de la realización de la espirometría debe tener una capacitación suficiente.

- Solamente debe interpretarse una curva espirométrica cuando las maniobras cumplan los criterios de aceptabilidad y reproducibilidad.

- Tanto la espirometría como el FEM son pruebas seguras sin contraindicaciones absolutas.

- La monitorización del FEM debe ser siempre útil para el paciente, por lo que en todos los casos tiene que ir acompañada de un plan de acción por escrito.

Bibliografía

1. American Thoracic Society. 1994. Standardization of spirometry. Am J Respir Crit Care Med. 1995; 152: 1107-36.
2. American Thoracic Society. Official Statement. Lung function testing. Standardized lung function testing. Eur Respir J. 1993; 6 (suppl 16): 5-40.
3. Derom E, Van Weel C, Liistro G, *et al.* Primary care spirometry. Eur Respir J. 2008; 31:197-203.
4. Lebowitz MD, Quanjer PH. Peak expiratory flow. Eur Respir J. 1997; 10 (suppl 24): 1-83.
5. Levy ML, Quanjer PH, Booker R, *et al.* General Practice Airways Group. Diagnostic spirometry in primary care: proposed standards for general practice compliant with American Thoracic Society and European Respiratory Society recommendations. A General Practice Airways Group (GPIAG) document, in association with the Association for Respiratory Technology & Physiology (ARTP) and Education for Health. Prim Care Respir J. 2009; 18: 130-47.
6. National Asthma Education Program. Statement on technical standards for Peak Flow Meters. Immunol Allergy Prac. 1991; 87: 120-8.
7. Nunn AJ, Gregg I. New regresion equation for predicting peak expiratory flow in adults. Br Med J. 1989; 298: 1071-2.
8. Petty TL. Benefits of and barriers to the widespread use of spirometry. Curr Opin Pulm Med. 2005; 11: 115-20.
9. Quanjer PH. European Community for Coal and Steel. Standardized lung function testing. Bull Eur Physiopathol Respir. 1983; 19 (suppl 5): 45-51.
10. Roca J, Sanchís J, Agustí-Vidal A, *et al.* Spirometric reference values for a mediterranean population. Bull Eur Physiopathol Respir. 1986; 22: 217-24.
11. Swanney MP, Ruppel G, Enright PL, *et al.* Using the lower limit of normal for the FEV1/FVC ratio reduces the misclassification of airway obstruction. Thorax. 2008; 63: 1046-51.

Capítulo 8

Terapia inhalada. Teoría y práctica

M. Calle Rubio, J. L. Rodríguez Hermosa

Sinopsis

La terapia inhalada consiste en la forma de administración de un fármaco para que se incorpore al aire inspirado y se deposite en las vías respiratorias inferiores. En la mayoría de las enfermedades respiratorias se prefiere la vía inhalada por múltiples ventajas, y su éxito depende, en gran medida, del mecanismo de inhalación y la apropiada preparación del fármaco en aerosol. En el presente artículo se repasan las diferentes modalidades de los sistemas de inhalación.

1   Evolución histórica de la terapia inhalada

Se denomina terapia inhalada a la forma de administración de un fármaco para que se incorpore al aire inspirado, se deposite en la superficie interna de las vías respiratorias inferiores y, allí, ejerza su acción. El concepto de terapia inhalatoria existe desde hace más de 4.000 años, ya que algunas de las antiguas civilizaciones de Egipto, China o India usaban diversas técnicas para relajar la musculatura bronquial. El empleo de nebulizaciones (derivado del latín *nébula*, cuyo significado es «niebla» o «vapor») tuvo su origen en los balnearios, a mediados del siglo xix; el uso de adrenalina por vía inhalatoria se inició en 1929; el primer cartucho presurizado data de 1956, y se puede considerar el origen de los variados sistemas de inhalación de que disponemos en la actualidad. A partir de entonces, el tratamiento con aerosoles nebulizados en el asma y en la enfermedad pulmonar obstructiva crónica (EPOC) se convierte en habitual. En la década de 1970 se incorporan los espaciadores y las cámaras de inhalación para mejorar la eficacia de los cartuchos presurizados. El primer inhalador de polvo seco fue el Spinhaler®, que data de 1967, para la administración de cromoglicato disódico y, a partir de ahí, se han desarrollado muchos otros sistemas de inhalación de polvo seco. Los nuevos aerosoles evitan el uso de clorofluorocarbonos (CFC), como el gas propelente, por ser perjudiciales para la capa de ozono e incorporan partículas extrafinas para llegar mejor a la vía aérea pequeña, como el dispositivo Modulite®.

2 Fundamentos teóricos

Un aerosol consiste en una suspensión estable de partículas sólidas (0,001-100 μm), líquidas en solución, en un gas con fines terapéuticos. En la mayoría de las enfermedades respiratorias se prefiere la vía inhalada porque ofrece múltiples ventajas, derivadas muchas de ellas de la acción directa y local del fármaco en la vía aérea.

El éxito de la terapia inhalatoria está muy ligado al mecanismo de inhalación y a la apropiada preparación del fármaco en aerosol. La eficacia dependerá de las propiedades del fármaco, pero, como es lógico, en gran medida influirá la cantidad de aerosol que llega a la vía aérea. El depósito pulmonar de un aerosol depende de sus características, del individuo y del modo de la inhalación (véase la tabla 1).

Las partículas comprendidas entre 1 y 5 μm se depositan, por efecto de la gravedad, en los bronquios más distales y de pequeño diámetro y son las verdaderamente respirables. Por el contrario, las partículas cuyo diámetro es inferior a 1 μm se exhalan, en gran parte, durante la espiración y las que tienen un diámetro mayor de 5 μm se impactan en la orofaringe, sin llegar a las vías respiratorias inferiores.

Tabla 1. **Factores que influyen en el depósito pulmonar de un aerosol**		
Características del aerosol	*Características del individuo*	*Modo de inhalación*
– Tamaño de la partícula	– Características físicas	– Volumen inspirado
– Densidad de la partícula	– Anatomía bronquial	– Grado de insuflación pulmonar
– Carga eléctrica		– Flujo inspiratorio
– Higroscopicidad		– Tiempo de apnea

3   Modalidades de sistemas de inhalación

Los inhaladores, a su vez, pueden ser de los siguientes tipos: *1)* cartuchos presurizados de dosis controlada, con o sin cámaras de inhalación; *2)* sistemas con autodisparo, activados por la inspiración, como el Autohaler® y el Easybreath®, y *3)* dispositivos de polvo seco, que también pueden ser de dos tipos: unidosis (Spinhaler®, Cyclohaler®, Aerolizer®, Rotahaler®, Inhalator® [para las llamadas «inhaletas»] y dry powder Easyhaler®) y multidosis (Accuhaler®, Turbuhaler® e Easyhaler®).

3.1   *Cartuchos presurizados (pMDI)*

3.1.1   *Convencionales en suspensión*

Los sistemas de inhalación que utilizan un cartucho presurizado dosificador o de dosis-medida son los llamados pMDI o MDI *(pressured metered dose inhaler)*. Los cartuchos presurizados de dosis controlada generan partículas sólidas y heterodispersas, es decir, de diferentes tamaños, cuyo diámetro de masa media aerodinámica (DMMA) oscila entre 2-4 μm.

Estos inhaladores, multidosis y compactos, se dividen en tres partes.

Cartucho o dispositivo cilíndrico: Contenedor metálico de unos 10 ml que contiene una suspensión de partículas del fármaco en un líquido (propelente). El propelente más utilizado fue el clorofluoroalcano (CFC); sin embargo, por su efecto perjudicial sobre la capa de ozono, el Protocolo de Montreal de 1990 lo suprimió. Desde entonces, los pMDI convencionales utilizan como propelente los hidrofluoroalcanos (HFA).

Válvula dosificadora: Permite liberar, con cada pulsación, una dosis predeterminada, controlada y reproducible del fármaco micronizado.

Envase externo de plástico: En él se encajan las dos piezas anteriores. La presión ejercida sobre el cartucho acciona la válvula y permite la salida del aerosol a través de la boquilla.

El flujo inspiratorio mínimo necesario para su uso es muy bajo (menor de 20 l/min). Desafortunadamente, con los pMDI convencionales hasta un 80 % de las partículas producidas se deposita en la faringe, y poco más de un 10 % en el pulmón. Estos porcentajes mejoran si se utilizan sistemas con autodisparo, que incrementan el depósito pulmonar hasta un 20 %. El «efecto frío del freón», debido a la velocidad y la temperatura con las que el gas sale del dispositivo, hace que algunos pacientes interrumpan la maniobra de inhalación cuando el aerosol choca contra la pared posterior de la faringe. También algunos preservantes y

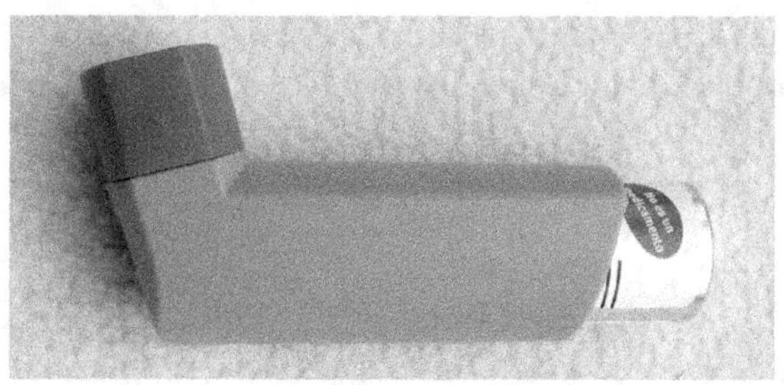

Figura 1.
pMDI sistema Modulite®.

aromatizantes, como el sorbitol, la lecitina o el ácido oleico, pueden producir accesos de tos por irritación de las vías aéreas superiores. Algunos sistemas han introducido diversas mejoras, como un contador de dosis.

Los inhaladores con autodisparo tienen una estructura similar al pMDI, pero son activados por la inspiración, gracias a un mecanismo valvular diferente. La válvula se activa con la inspiración del paciente, por lo que no precisan coordinar la pulsación del cartucho con la inspiración. El inhalador se precarga levantando una pestaña (Autohaler®) o quitando la tapa del inhalador (Easybreath®). Son sistemas multidosis y algo mayores que los convencionales.

El Ribujet® es técnicamente un pMDI con un espaciador, ya que lleva incorporada una minicámara para facilitar la inhalación y evitar los problemas de coordinación. Sus mayores limitaciones son que sólo está comercializado con budesónida y su mayor tamaño.

3.1.2   Cartuchos presurizados en solución

Se ha comercializado un pMDI de partículas extrafinas, el sistema Modulite® (véase la figura 1). Es una solución de partículas en torno a 1 µm en un propelente HFA, que emite una nube de aerosol, con una velocidad de emisión más lenta del tradicional, lo que facilita la coordinación, disminuye el impacto

Tabla 2. Técnica de inhalación con el dispositivo Respimat®	
1. Girar 180° la base del dispositivo	6. Presionar el botón dosificador
2. Retirar el capuchón de la boquilla	7. Finalizar la maniobra inspiratoria
3. Realizar una maniobra espiratoria máxima	8. Mantener una apnea de 10 s
4. Colocar la boquilla en la boca	9. Tapar el dispositivo
5. Inspirar lentamente	

orofaríngeo y aumenta el depósito pulmonar. Los fármacos disponibles con este dispositivo son la combinación beclometasona y formoterol.

3.1.3   Otros cartuchos

En el mercado español, el dispositivo Respimat® se comercializa con tiotropio. Aunque no sea exactamente un cartucho presurizado, es el grupo más afín para encasillarlo. Se trata de un inhalador multidosis, sin propelentes, con un cilindro interior que contiene una solución acuosa con el agente terapéutico, un agente estabilizante (ácido etilendiaminotetraacético [EDTA]) y dosis muy bajas de un agente antibacteriano (cloruro de benzalconio [BAC]) que genera una «niebla fina» de partículas superior a 1,2 segundos. Consigue una proporción alta (más del 70 %) de partículas respirables finas de menos de 5 µm, con una

Tabla 3. Ventajas e inconvenientes de los diferentes tipos de cartuchos presurizados

Tipo	*Ventajas*	*Inconvenientes*
pMDI convencional	– Fácil de transportar – Más económico – Rapidez en su utilización – Dosificación liberada y tamaño de partículas independiente de la maniobra inhalatoria – Dosis liberada reproducible – Disponible con la mayoría de los principios activos – Percepción de la inhalación del fármaco por el paciente – Precisa flujos de < 20 l/min	– Dificultad en la coordinación entre pulsación e inspiración – Depósito pulmonar bajo – Alto depósito faríngeo – Efecto de frío del freón – Efecto irritante de los propelentes – Deterioro de la capa de ozono (CFC) – La mayoría no tiene contador de dosis
pMDI activados por la inspiración	– Evita la necesidad de coordinación con la inspiración	– Puede producir efecto frío del freón – Requiere flujos inspiratorios mayores – Menor disponibilidad de principios activos – No tiene contador de dosis
pMDI de partículas extrafinas (Modulite®)	– Mayor depósito pulmonar – Menor depósito orofaríngeo – La velocidad de emisión más lenta facilita la coordinación – Disminuye el efecto frío del freón	– Poca disponibilidad de principios activos – No tiene contador de dosis

menor velocidad de salida y una mayor duración de la nube de aerosol, con lo que facilita la inhalación. En la tabla 2 se detalla el modo de utilización.

Las revisiones sistemáticas de eficacia clínica con los diferentes sistemas de inhalación no han encontrado diferencias, siempre que se realice una correcta técnica de inhalación, si bien hay que reflejar que los resultados son muy dispares. Incluso en niños mayores de cinco años, el pMDI con cámara de inhalación fue igual de eficaz que otros sistemas de inhalación. Las ventajas e inconvenientes de los diferentes tipos de cartuchos presurizados se describen en la tabla 3. Los pasos de la técnica de inhalación se exponen en la tabla 4.

3.2   Cámaras de inhalación y espaciadores

Son dispositivos ideados para optimizar la eficiencia de los pMDI. Uno de los aspectos más positivos es que evitan la necesidad de coordinación entre la

Tabla 4. Técnica de inhalación con el pMDI
• El paciente debe estar incorporado o semiincorporado, para conseguir la máxima expansión torácica posible
• Destapar el cartucho y situarlo en posición vertical, en forma de L, con la boquilla hacia abajo, sujeto, con el dedo índice arriba y el pulgar en la parte inferior del dispositivo
• Agitar con energía el inhalador para que se mezclen sus componentes, ya que el fármaco se encuentra siempre en estado sólido para asegurar una buena disgregación de las partículas sólidas en suspensión. Los pMDI en solución como Modulite® no requieren ser agitados para homogeneizar la dosis
• Efectuar una espiración lenta y profunda
• Colocar la boquilla del cartucho entre los labios, cerrándolos a su alrededor
• Inspirar lentamente por la boca, al tiempo que presiona una sola vez el cartucho, con lo que se activa el inhalador, y seguir inspirando de forma lenta y profunda hasta llenar totalmente los pulmones
• Es muy importante que la pulsación del dispositivo se efectúe después de haber iniciado la inspiración, así como que la lengua se sitúe en el suelo de la boca, para que no interfiera con la salida del fármaco
• Al finalizar la maniobra inspiratoria debe retirarse el cartucho de la boca, pero mantener una apnea y permanecer en inspiración máxima durante 10 s. Con ello se facilita la mejor difusión del fármaco dentro del árbol bronquial
• Antes de repetir la dosis del mismo o de otro aerosol, conviene esperar un mínimo de 30 s
• Hay que recordar al paciente la necesidad de enjuagarse la boca, sistemáticamente, después de la utilización de cualquier aerosol y, muy especialmente, tras la inhalación de corticosteroides

Tabla 5. **Ventajas e inconvenientes de las cámaras de inhalación**	
Ventajas	*Inconvenientes*
– No es necesaria la coordinación entre la activación del pMDI y la inspiración – Aumentan el depósito pulmonar de fármaco – Disminuyen el depósito orofaríngeo de fármaco – Anulan el efecto frío del freón – Menos efectos secundarios locales – Necesitan bajos flujos inspiratorios – Se pueden emplear en crisis agudas, niños pequeños, ancianos o pacientes con problemas de coordinación	– Poco manejables por su tamaño – Incompatibilidad entre las cámaras y los cartuchos presurizados – La menor percepción de la inhalación puede empeorar el cumplimiento

pulsación y la inhalación, pero no es el único. Aumentan la distancia entre el cartucho y la boca y consiguen aminorar el flujo inspiratorio cuando se administra el aerosol, con lo que se reduce la impactación de las partículas en la orofaringe. Para algunos pacientes, el hecho de percibir menos la inhalación tiene un efecto negativo en cuanto a su adherencia terapéutica y buen cumplimiento de la pauta prescrita por el médico, por lo que se debe explicar bien su objetivo. Las partículas más grandes se depositan en las paredes de la cámara por un doble mecanismo: impactación inicial al salir el disparo y por el propio efecto de la gravedad. Por otra parte, si la cámara es de plástico existe una carga electrostática que atrae las partículas de menor tamaño (menores de 1 μm). Las ventajas e inconvenientes de las cámaras de inhalación se detallan en la tabla 5.

El dispositivo más sencillo es el espaciador; se trata de un tubo o bolsa abierta en sus extremos, que aumenta la distancia entre la boca y el pMDI, y con un volumen suficientemente grande como para permitir la expansión del aerosol generado por el pMDI y la evaporación del propelente. Su volumen interno debe ser al menos de 100 ml y la distancia entre el pMDI y la boca, de 10-13 cm.

Las cámaras de inhalación son dispositivos de mayor tamaño (140-800 ml) que poseen una válvula unidireccional en su boquilla, lo que permite la inspiración del aire de la cámara por el paciente, pero no la espiración dentro de la cámara. Pueden ser de forma cilíndrica, cónica u ovalada (véase la figura 2). Existen múltiples tipos y tamaños de cámaras de inhalación. Sin embargo, no sirven indistintamente para todos los cartuchos presurizados, por lo que debemos asegurarnos de que la adaptación entre el cartucho y la cámara es correcta. Del mismo modo, el tamaño debe adaptarse a la edad del paciente. Las cámaras

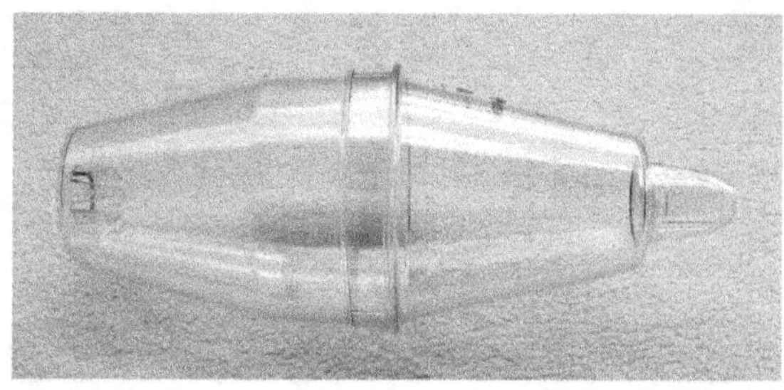

Figura 2.
Cámara de inhalación.

para adultos y niños mayores tienen 750 ml de volumen, mientras que las de los lactantes y los niños pequeños oscilan entre 150 y 350 ml y suelen incorporar una mascarilla facial para facilitar su manejo. Se ha comprobado que la distancia más adecuada es la que se encuentra entre 18 y 28 cm. De esta forma, la distribución de las partículas es óptima, es decir, su diámetro oscila entre 0,5-5 µm.

La máxima efectividad se obtiene al hacer un único disparo seguido, inmediatamente, de una inhalación lenta y profunda. Los pacientes con un volumen de inspiración escaso pueden realizar tres o cuatro inspiraciones tras cada pulsación, con lo que mejora el aprovechamiento del fármaco. No se recomienda hacer varios disparos a la vez en la cámara ni dejar transcurrir demasiado tiempo entre el disparo y la inhalación, ya que en ambos casos se deposita mayor cantidad de fármaco en las paredes del dispositivo.

Las cámaras deben ser de uso individual y limpiarse, al menos, una vez por semana. Para ello deben desmontarse todas sus piezas para ser lavadas con agua templada y jabón. Posteriormente, se aclaran y secan cuidadosamente.

3.3 Inhaladores de polvo seco

El primer dispositivo en polvo seco se comercializó en 1967 y se denominó Spinhaler®. A partir de ahí se han desarrollado variados sistemas para la inhalación con polvo seco.

Los dispositivos de polvo seco contienen el principio activo en forma de polvo. El aerosol que se genera es de tipo heterodisperso y el tamaño de las partículas respirables que se originan depende del flujo inspiratorio del paciente y la técnica inhalatoria. En general, estos sistemas son pequeños y fáciles de transportar y de manejar por el paciente tras el aprendizaje de su técnica.

El paciente percibe menos la llegada del fármaco a las vías aéreas, lo que puede perjudicar al cumplimiento y a la adherencia al tratamiento. Por ese motivo, al-

Tabla 6. Ventajas e inconvenientes de los dispositivos de polvo seco	
Ventajas	*Inconvenientes*
– No requieren coordinación – No utilizan gases propelentes – Indicador de dosis* – Fácil manejo	– Necesitan un flujo inspiratorio mínimo de 30-60 l/min – Elevado impacto orofaríngeo – No se percibe la inhalación* – Si se humedece se apelmaza el fármaco – Más caros que los pMDI

* No todos los dispositivos.

gunos dispositivos añaden a la sustancia activa partículas de glucosa o de lactosa, con el objetivo de que el enfermo note que se ha tomado la medicación, que, al ser de tamaño superior (20-25 μm), se quedan en el tracto respiratorio superior.

Hay que recordar que deben conservarse en un lugar seco, ya que, si se humedecen, el fármaco puede apelmazarse y obstruir e inhabilitar el sistema de inhalación. La limpieza del dispositivo debe realizarse con un paño sin pelusa o con un papel seco, nunca con agua. Las ventajas e inconvenientes de los dispositivos de polvo seco se detallan en la tabla 6.

Los dispositivos de polvo seco pueden ser especialmente útiles, por sus características, en pacientes con problemas en la coordinación con los cartuchos presurizados. Pueden utilizarse en pacientes laringectomizados y traqueostomizados, pero no en los sometidos a ventilación mecánica. La única limitación para algunos pacientes es la capacidad de generar un flujo inspiratorio suficiente, lo que puede impedir su uso a pacientes muy graves, ancianos o niños pequeños.

No todos los fármacos están disponibles en todos los países en ambos sistemas, pMDI y polvo seco; algunos, por motivos comerciales y otros, por problemas de estabilidad en cualquiera de sus formas.

3.3.1   *Sistemas multidosis*

Contienen múltiples dosis de fármaco y existen dos formas: unos con depósito de polvo seco (Turbuhaler®, Easyhaler® y Novolizer®) y otros en dosis individualizadas (Accuhaler® y otro poco usado, Diskhaler®), y cada uno de ellos tiene algunas características diferenciales. Los dos más utilizados son el Turbuhaler® y el Accuhaler® (véase la figura 3).

El sistema Turbuhaler® consta de un disco giratorio dosificador que, al accionarse, deposita la dosis de fármaco para su inhalación. Las partículas de fármaco,

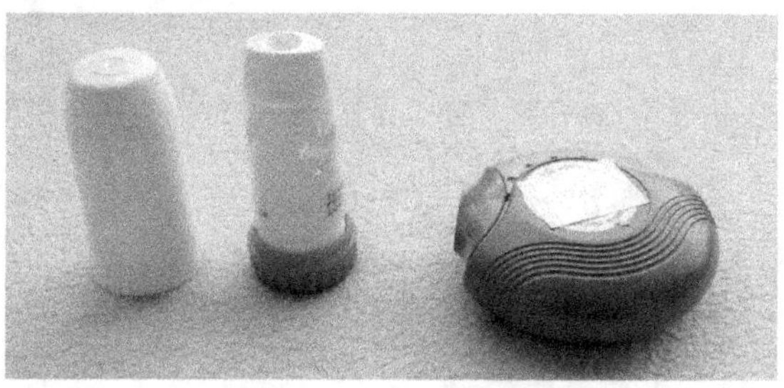

*Figura 3.
Inhaladores de polvo seco
multidosis: a la izquierda,
Turbuhaler® y a la derecha,
Accuhaler®.*

al ser inhaladas, adquieren una gran velocidad por las turbulencias que se crean al pasar el aire por unos conductos de forma helicoidal, que es lo que da el nombre al dispositivo. Tiene un contador de dosis restantes de 20 en 20, y las últimas sobre fondo rojo. Los fármacos disponibles en este modelo son terbutalina, formoterol y budesónida.

En el Accuhaler®, las diferentes dosis están cubiertas y acopladas a una tira autoenrollable y están protegidas individualmente en un blíster de aluminio termosellado. Cada vez que se acciona la pestaña que carga el sistema, un óvulo se desplaza hacia la zona de inhalación y, al mismo tiempo, es agujereado, lo que deja el fármaco preparado para que sea inhalado. Lleva un contador de dosis que disminuye de uno en uno, y los últimos cinco números aparecen en rojo. Las sustancias comercializadas con este dispositivo son fluticasona y salmeterol.

Tabla 7. **Instrucciones de uso de inhaladores de polvo unidosis**
Retirar el capuchón protector
Abrir el inhalador (lateralmente o al girar en el sentido de la flecha, ya que es diferente en cada dispositivo)
Sacar la cápsula del blíster y depositarla en el compartimento de la base del inhalador
Cerrar el inhalador
Apretar firmemente los botones azules mientras se mantiene el inhalador en posición vertical (con ello se consigue romper la cápsula y liberar el medicamento, que está listo para ser inhalado)
Soltar los botones
Hacer una espiración completa
Introducir la boquilla entre los dientes y cerrar los labios alrededor, sin taponar la salida con la lengua
Inspirar de forma rápida y profunda, hasta lograr vaciar, totalmente, el contenido de la cápsula
Para finalizar, abrir el inhalador, tirar la cápsula vacía y guardar el dispositivo en un lugar seco

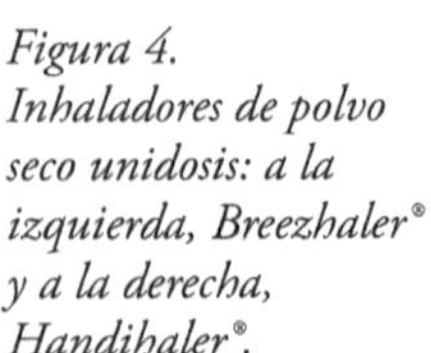

*Figura 4.
Inhaladores de polvo
seco unidosis: a la
izquierda, Breezhaler®
y a la derecha,
Handihaler®.*

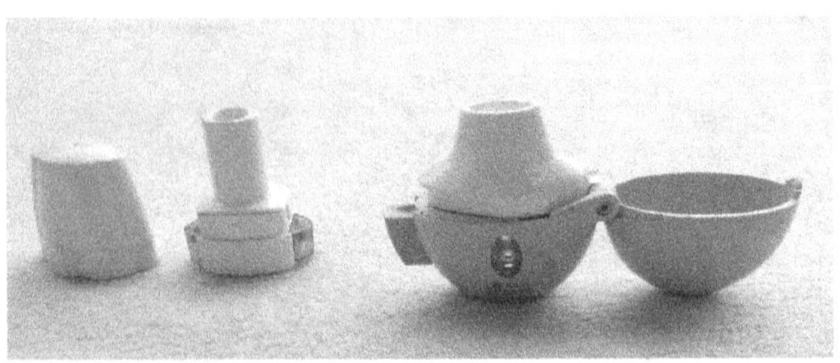

3.3.2   Sistemas unidosis

Están constituidos por cápsulas o alveolos que contienen una sola dosis del medicamento por administrar. Estas cápsulas se perforan, previamente a la inhalación, por un procedimiento que varía ligeramente de unos dispositivos a otros. Generalmente, requieren más flujo que los sistemas multidosis. En la tabla 7 se describen las instrucciones de uso para los sistemas unidosis en general.

En España hay comercializados cinco sistemas de polvo seco unidosis: inhalador frenal, Aerolizer®, Inhalator Ingelheim®, Handihaler® y Breezhaler® (véase la figura 4).

El Handihaler® tiene forma ovoide, se abre lateralmente mediante una bisagra y está comercializado con tiotropio. El Breezhaler® es un inhalador de baja resistencia que incorpora cápsulas transparentes, una señal auditiva producida por la cápsula al girar con la inhalación y un sabor residual a lactosa. De esta manera, el paciente siempre tiene la garantía de que se ha liberado la dosis y la toma es correcta. Está disponible con cápsulas de indacaterol.

En la tabla 8 se resumen el depósito pulmonar y el orofaríngeo según el dispositivo pMDI convencional con o sin cámara, pMDI en solución (Modulite®) y dispositivos de polvo seco (multidosis).

Tabla 8. **Depósito pulmonar y orofaríngeo según el dispositivo**		
	Depósito orofaríngeo (%)	*Depósito pulmonar (%)*
pMDI convencional	81	9
pMDI convencional + cámara (un solo disparo)	17	21
pMDI convencional + cámara (varios disparos)	11	15
pMDI extrafino Modulite®	58	31
DPI	75	15-25

Tabla 9. Ventajas e inconvenientes de la terapia inhalada con nebulizadores	
Ventajas	*Inconvenientes*
– Requieren menor colaboración del paciente – Pueden conectarse a una fuente de oxígeno y a pacientes con ventilación asistida – Pueden administrarse conjuntamente varios medicamentos – Útiles en pacientes graves	– Se administran grandes dosis de fármaco con gran variabilidad en la dosis inhalada – Mayores efectos secundarios por aumentar la biodisponibilidad sistémica – Requieren mayor tiempo de administración – Difíciles de transportar – Necesitan una fuente de energía – Riesgo de contaminación – Caros

3.4 Nebulizadores

Son dispositivos utilizados para administrar soluciones o suspensiones de fármacos en forma de una fina niebla. Tienen como objetivo liberar una dosis determinada de un fármaco en forma de partículas respirables. Cualquier nebulizador debe conseguir que, como mínimo, el 50 % de las partículas que genera sean inferiores a 5 μm. Las ventajas e inconvenientes de los nebulizadores se reflejan en la tabla 9.

La duración de la técnica, cuando se usan broncodilatadores, suele oscilar entre 10 y 15 minutos. Cuando se emplean antibióticos o corticosteroides, los tiempos suelen ser más prolongados y varían entre 15 y 25 minutos.

Se administran a través de una mascarilla o de una boquilla. En los pacientes agudos o en los niños, cuando es más difícil la coordinación, es preferible la mascarilla. Por el contrario, es mejor utilizar una boquilla cuando se administran bromuro de ipratropio (por el riesgo de glaucoma), corticosteroides (con el fin de evitar el depósito en la cara) o antibióticos (boquillas preferiblemente con filtro, para evitar la exhalación del antibiótico).

Hay que tener especial cuidado en la limpieza y mantenimiento de los equipos, sobre todo, cuando se utilizan antibióticos. El volumen residual que queda tras la nebulización puede sufrir una contaminación bacteriana, por lo que el reservorio debe limpiarse muy bien cada vez que se emplee.

La nebulización se emplea tanto en la edad pediátrica como en los ancianos, y tanto en el servicio de urgencias y en el ámbito hospitalario como en el tratamiento a largo plazo y domiciliario. No obstante, las indicaciones de la nebulización son bastante reducidas y quedan limitadas a las siguientes circunstancias: *1)* fármacos que sólo están disponibles en forma líquida; *2)* necesidad de administrar por vía inhalatoria altas dosis de un medicamento, y *3)* enfermos que no son capaces de usar correctamente los sistemas convencionales de inhalación (por incapacidad física o psíquica o por la gravedad del proceso) y que no han podido ser aleccionados en talleres de educación y entrenamiento organizados para enseñar correctamente las técnicas inhalatorias.

Además de su uso terapéutico, los nebulizadores también pueden ayudar en el diagnóstico de algunas enfermedades respiratorias, como en el estudio de la hiperreactividad bronquial, en la provocación del esputo inducido o en la realización de gammagrafías pulmonares de ventilación.

Los nebulizadores se clasifican en atención al tipo de compresor que utilizan.

3.4.1 *Nebulizadores neumáticos o tipo «jet»*

El aerosol se genera con un flujo de gas, originado en un compresor, que puede ser eléctrico o de gas, bien de aire o bien de oxígeno. Éstos a su vez pueden ser: *1)* nebulizadores neumáticos de gran volumen, que requieren altos flujos para su funcionamiento, entre 10 y 12 l/min, y que suelen usarse en el medio hospitalario, y *2)* nebulizadores neumáticos de pequeño volumen, los más usados tanto en el hospital como en el medio domiciliario.

3.4.2 *Nebulizadores ultrasónicos*

Producen el aerosol por medio de ondas de sonido de alta frecuencia que oscilan entre 1 y 3 MHz, generadas por un cristal piezoeléctrico. Tienen capacidad para nebulizar un gran volumen de líquido, pero no son apropiados para la nebulización de fármacos en suspensión.

Recomendaciones prácticas

- La inhalatoria es la vía terapéutica de elección en la mayoría de las enfermedades respiratorias por obtener mayor eficacia con menos efectos secundarios. Cabe destacar la importancia de la inhalación lenta y profunda con los pMDI y la maniobra enérgica de inspiración con los DPI.

- El uso de cámaras de inhalación disminuye la impactación orofaríngea y mejora el depósito pulmonar.

- Los dispositivos de polvo seco requieren un mayor flujo inspiratorio que los pMDI; el depósito pulmonar es variable (15-25 %) y dependiente del flujo inspiratorio del paciente y la técnica inhalatoria.

- Los pMDI con partículas extrafinas generan una nube lenta que facilita la maniobra de inhalación y consiguen depósitos pulmonares superiores a los DPI con un menor depósito orofaríngeo.

- Los nebulizadores están indicados en pacientes con incapacidad para el uso de inhaladores presurizados y sistemas de polvo seco.

- Poner las instrucciones por escrito, expresadas con claridad, y el entrenamiento práctico supervisado por un profesional sanitario con experiencia son elementos necesarios en todo paciente en tratamiento con inhaladores.

Bibliografía

1. Álvarez-Sala JL, Molina J, editores. Inhalair. Programa de formación y tratamiento inhalado de enfermedades respiratorias. Madrid: Luzán 5; 2002.
2. Calle M, Molina J, Plaza V, *et al.* Terapia inhalada. Teoría y práctica. Madrid: Luzán 5; 2011.
3. Chrystyn H, Price D. Not all asthma inhalers are the same: factors to consider when prescribing an inhaler. Prim Care Respir J. 2009; 18: 243-9.
4. García F, Prados C, Villamor J, *et al.* Aerosoles, inhaladores, nebulizadores y humidificadores. Bases teóricas y aplicaciones prácticas de la aerosolterapia y de la ventiloterapia. Medicine. 1997; 7: 1779-85.
5. Giner J, Basualdo LV, Casán P, *et al.* Normativa sobre la utilización de fármacos inhalados. Arch Bronconeumol. 2000; 36: 34-43.
6. Hess DR. Nebulizers: principles and performance. Respir Care. 2000; 45: 609-22.
7. Sanders M. Inhalation therapy: an historical review. Prim Care Resp J. 2007; 16: 71-81.

Capítulo 9

Rehabilitación respiratoria: del hospital a la medicina primaria

M.ª R. Güell Rous, M.ª C. Puy Rión

Sinopsis

La rehabilitación respiratoria (RR) ha demostrado ser eficaz en términos de síntomas, capacidad de esfuerzo y calidad de vida relacionada con la salud (CVRS) en pacientes con enfermedad pulmonar obstructiva crónica (EPOC) y también con enfermedades distintas de ésta. Los componentes fundamentales de la RR son la educación, la fisioterapia respiratoria, el entrenamiento muscular y el soporte psicosocial. Según la enfermedad se aplicará uno o todos los componentes. Los programas realizados en el domicilio son tan eficaces como los realizados en el hospital, tanto en régimen ambulatorio como de hospitalización.

1 Introducción

Las enfermedades respiratorias crónicas y, en especial, la EPOC tienen una traducción clínica común, la disnea. Ésta provoca una limitación progresiva en las actividades de la vida cotidiana de los pacientes y una pérdida de su autonomía, lo que origina un importante grado de invalidez, con los consecuentes trastornos físicos, emocionales y sociales que ello conlleva. Esta situación produce una alteración intensa de la CVRS de los pacientes y una transformación lenta y progresiva de su relación con el entorno sociofamiliar, además de una fuerte dependencia de las estructuras sanitarias.

Se considera que la EPOC es una enfermedad sistémica, en la que se ven implicados varios órganos, fundamentalmente, el pulmón, el corazón y el músculo. El tratamiento, por tanto, ha de ser amplio y, a menudo, debe ir más allá del farmacológico. Debe centrarse en la reducción de los síntomas, el control de las agudizaciones, el enlentecimiento del deterioro funcional y la consecución de un aumento en la capacidad para realizar las actividades cotidianas. En este punto, la RR tiene un papel fundamental.

2   Definición de la RR

El consenso de la American Thoracic Society (ATS) y la European Respiratory Society (ERS) define la RR como: «Una intervención multidisciplinaria y global que ha demostrado ser eficaz, bajo la perspectiva de la medicina basada en la evidencia, para los pacientes con enfermedades respiratorias crónicas que a menudo han disminuido las actividades de la vida diaria. La rehabilitación respiratoria debe formar parte de un tratamiento individualizado del paciente, dirigido a reducir los síntomas, optimizar la capacidad funcional, incrementar la participación y reducir los costes sanitarios, estabilizando o revirtiendo las manifestaciones sistémicas de la enfermedad». Dicho consenso también señala: «Los programas de rehabilitación respiratoria deben contemplar la evaluación del paciente, el entrenamiento en el ejercicio, la educación (que incluye la fisioterapia), la intervención nutricional y el soporte psicosocial».

Por tanto, la RR consiste en un tratamiento individualizado y multidimensional que exige un equipo interdisciplinario.

3   Objetivos de la RR

La RR pretende que el paciente alcance el máximo grado de autonomía y, por tanto, mejorar su CVRS. Para ello, la RR complementa el tratamiento convencional con el objetivo de conseguir un mejor control de los síntomas, una optimización de la función pulmonar, una mejoría de la capacidad de esfuerzo y una reducción de los factores psicosociales que modulan la evolución de la enfermedad.

4   Equipo de RR

El equipo básico para realizar RR debe estar constituido por un miembro del personal médico (neumología o rehabilitación), de fisioterapia respiratoria y de enfermería, adiestrado este último en el manejo de los pacientes con enfermedades respiratorias. Con este simple equipo y con un contacto estrecho con otros especialistas (de los ámbitos del trabajo social, la psicología, la nutrición, la terapia ocupacional, etc.) pueden desarrollarse programas de RR muy eficaces. Evidentemente, si se cuenta con un equipo multidisciplinario se puede trabajar mejor y llegar a alcanzarse una situación ideal.

5   Funcionamiento interno del equipo

Aunque se puede organizar de diversas maneras, la siguiente propuesta es la del método de trabajo en equipo.

Se realizará una primera valoración en consulta por parte del médico del equipo que debe incluir una evaluación completa clínica, radiológica y funcional del paciente candidato a RR. En el caso de plantear un programa completo con entrenamiento muscular se solicitará un electrocardiograma (ECG) y una prueba de esfuerzo progresiva máxima. Si no es posible realizar esta última, una prueba de marcha de seis minutos o un *shuttle walking test* es imprescindible. Es importante, también, evaluar si es necesario el soporte de oxígeno durante el esfuerzo.

Se llevará a cabo una valoración individualizada del paciente por el fisioterapeuta y, si es necesario, por el terapeuta ocupacional.

El paciente se presentará en sesión clínica conjunta del equipo, donde se discutirá el caso y se definirá el plan de tratamiento y seguimiento; sería óptimo contar, además, con la asistencia del trabajador social.

En caso necesario, se remitirá al paciente para su valoración por parte del logopeda, del nutricionista, del cardiólogo, del reumatólogo y de otros especialistas cuando esté indicado.

Es recomendable que las sesiones clínicas con todo el equipo sean periódicas, al menos una vez por semana. Esto permitirá la valoración de nuevos candidatos, el seguimiento de los que están realizando cualquier programa, la discusión de los problemas que planteen los pacientes durante el tratamiento y la planificación del alta o del seguimiento.

En el momento del alta es imprescindible dar recomendaciones, preferiblemente por escrito, con relación a cómo debe realizarse el plan de mantenimiento en el futuro (véase el algoritmo 1).

6   Criterios de selección de los candidatos a RR

Los programas de RR (que incluyen educación, fisioterapia y entrenamiento muscular) están indicados en todos los pacientes que tienen una enfermedad respirato-

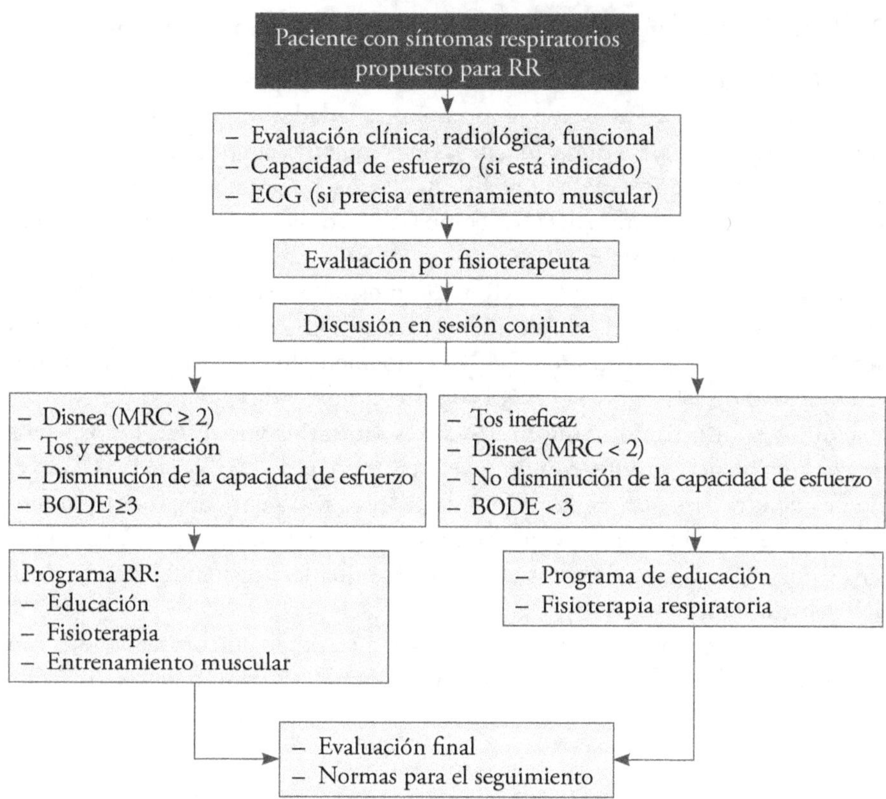

BODE: índice BODE («B» de *body mass index;* «O» de *airflow obstruction;* «D» de *dyspnea;* «E» de *exercice capacity);* MRC: Medical Research Council.

Algoritmo 1. Actuación ante un paciente propuesto para realizar RR.

ria crónica y, como consecuencia, una alteración de su CVRS. En general, el síntoma que determina la indicación de RR es la disnea. Estos programas también están indicados en pacientes candidatos a trasplante o reducción de volumen pulmonar.

Los pacientes con enfermedades agudas (infecciones respiratorias, derrames pleurales o agudizaciones de una enfermedad respiratoria crónica), enfermedades hipersecretoras (fibrosis quística, bronquiectasias), enfermedades neuromusculares con manifestación respiratoria (como tos ineficaz) o en programas de cirugía torácica para resección pulmonar son candidatos a un programa de fisioterapia respiratoria.

7   Beneficios de un programa de RR: evidencia y recomendación

La RR se ha desarrollado, fundamentalmente, en el tratamiento de la EPOC, aunque también se lleva a cabo en otras enfermedades respiratorias crónicas o incluso agudas.[1-4] Es, sin duda, una de las herramientas terapéuticas más eficaces para los pacientes que padecen una EPOC. De hecho, las distintas guías americanas y europeas contemplan la RR como una medida terapéutica fundamental en el tratamiento de esta enfermedad.[5]

Hoy en día, los programas de RR han demostrado su eficacia bajo la perspectiva de la medicina basada en la evidencia en la EPOC y en otras enfermedades respiratorias.[2] Los pacientes con EPOC, fundamentalmente, mejoran la disnea, la capacidad de esfuerzo y la CVRS con un alto nivel de evidencia y recomendación (1A); asimismo, reducen los costes sanitarios y mejoran los aspectos psicoemocionales, aunque con un nivel más moderado de evidencia (1B).[2] En enfermedades distintas de la EPOC, la RR es igualmente eficaz con un alto grado de recomendación, a pesar de que la evidencia es moderada (1B) por falta de estudios. La escasez de datos tampoco permite determinar el impacto de la RR sobre la supervivencia.[2]

Sin embargo, los programas de RR varían tanto en su complejidad como en su contenido y eficacia. El nivel de evidencia de sus componentes difiere de unos a otros.[2]

8   Diseño de programa de RR: en el hospital y en la medicina primaria

Para diseñar un programa de RR es fundamental plantear los siguientes puntos: *1)* contenido; *2)* características de los componentes; *3)* duración; *4)* ubicación, y *5)* evaluación de los resultados.

8.1 *Contenido*

El contenido de un programa de RR, en función de la enfermedad del paciente, debe incluir uno o todos los componentes siguientes: educación; fisioterapia respiratoria; entrenamiento muscular de las extremidades inferiores y superiores; entrenamiento de los músculos respiratorios cuando exista debilidad de éstos (demostrada por la medición de las presiones respiratorias máximas), y apoyo psicosocial. La terapia ocupacional y el soporte nutricional no son componentes básicos, pero sí deseables.

8.2 Características de los componentes del programa: de la evidencia a la práctica

Las características de los componentes fundamentales de un programa de RR pueden variar según la enfermedad, el lugar donde se realicen y, sobre todo, los medios de que se disponga. La educación, la fisioterapia respiratoria y la terapia ocupacional son fáciles de realizar en el hospital, el ambulatorio y, también, en el domicilio del enfermo (tanto si es con la ayuda periódica de un fisioterapeuta o de un terapeuta ocupacional, como si se basan en la competencia individual del enfermo, adquirida tras un período de aprendizaje con los profesionales sanitarios mencionados). El entrenamiento muscular tiene mayores complicaciones, ya que debe estar protocolizado en cuanto a su intensidad, duración y frecuencia para que consiga alcanzar resultados objetivables. Sin embargo, hay diversos métodos aplicables de mayor o menor complicación. La tabla 1 muestra modelos de programas.

Es fundamental añadir el soporte de oxígeno si el paciente presenta disminución de la saturación arterial de oxígeno durante la realización de las técnicas de fisioterapia o de entrenamiento.

Se detalla a continuación cómo deberían plantearse los distintos componentes de los programas.

8.2.1 Educación

El éxito de un programa de RR, como el de cualquier tratamiento, depende de la comprensión y la colaboración del paciente y su entorno. Por tanto, es fundamental proporcionar al enfermo los conocimientos oportunos sobre su enfermedad, el tratamiento que debe seguir y los hábitos de vida más convenientes, así como orientarlo en ideas y actividades motivadoras y realizables en atención a su condición física. Sin embargo, la educación sólo consigue escasos beneficios en los pacientes con EPOC sometidos a un programa de RR y, de hecho, el nivel de evidencia es moderado aunque el grado de recomendación es alto (1B).[2] Por otro lado, en enfermedades como el asma, la educación es fundamental.[2,6]

La educación tiene dos objetivos primordiales: proporcionar conocimientos y promover nuevas conductas. Para alcanzarlos se utilizan el consejo sanitario individual y las sesiones educativas en grupo. El consejo ofrecido en cada contacto que el paciente tiene con el personal médico, de fisioterapia o de enfermería es útil y tiene gran importancia y repercusión si se personaliza. Las sesiones en grupo, sobre todo si incluyen a los familiares, deben transmitir ideas claras y concisas

Tabla 1. Modelos de programas de RR

PROGRAMA HOSPITALARIO/CENTRO DE ATENCIÓN PRIMARIA. COMPLETO (2-4 meses)

Educación: 2-3 sesiones en grupo con discusión
Conocimiento de la respiración
Conocimiento de la enfermedad
Conocimiento teórico-práctico del tratamiento

Fisioterapia individual: 2 sesiones semanales de 15 min

Entrenamiento muscular general, en grupo, 3-5 sesiones semanales:

- 30 min de ejercicios de piernas (cicloergómetro)
- 30 min de ejercicios de brazos (pesas)
- 15 min mañana y tarde de EMR (dispositivo umbral), si está indicado por disminución de las presiones respiratorias máximas

Guías de seguimiento en el domicilio y autocontrol

PROGRAMA HOSPITALARIO/CENTRO DE ATENCIÓN PRIMARIA. SIMPLIFICADO (2 meses)

Educación: 2-3 sesiones en grupo con discusión (mismos contenidos que el programa completo)

Fisioterapia individual o en grupo: 1 sesión semanal de 15 min

Entrenamiento muscular general, en grupo, 2-3 sesiones semanales:

- 30 min de cicloergómetro; o 60-90 min/día de caminar, y 5-10 min de subir escaleras
- 15-30 min de ejercicios de brazos (pesas)
- 15 min mañana y tarde de EMR (dispositivo umbral), si está indicado por disminución de las presiones respiratorias máximas. En el domicilio, tras un período de aprendizaje

Guías de seguimiento en el domicilio y autocontrol

PROGRAMA DOMICILIARIO (2-4 meses/continuo, como técnica de mantenimiento)

1.ª semana en el centro (30-60 min/3 días)
Educación: 2-3 sesiones en grupo con discusión (mismos contenidos que el programa completo)
Fisioterapia: aprendizaje del manejo de las técnicas

Sesiones diarias en domicilio con las técnicas de fisioterapia y entrenamiento establecidas:

- 15 min de fisioterapia
- 30 min de cicloergómetro; o 60-90 min/día de caminar, y 5-10 minutos de subir escaleras
- 15-30 min de ejercicios de brazos (pesas)
- 15 min mañana y tarde de EMR (dispositivo umbral), si está indicado

Control periódico por el personal de enfermería o fisioterapia en el domicilio o el centro, alternado con contacto por teléfono. Espaciar los controles si se hace el programa de forma continua

Hojas de autocontrol mensuales

Guías de seguimiento al finalizar el tratamiento controlado

sobre la enfermedad y el tratamiento. El soporte audiovisual puede reforzarlas y es importante que sean seguidas por una discusión abierta. Los folletos o librillos son válidos siempre que se acompañen de alguna explicación complementaria. Entre los aspectos por abordar merece un comentario especial el del hábito de fumar.[6]

8.2.2 Fisioterapia respiratoria

La fisioterapia respiratoria se ha considerado un arma poco eficaz en el tratamiento del paciente con EPOC, debido a la debilidad y a lo discutible de sus beneficios por existir pocos estudios (nivel C de evidencia).[1,2,6] En nuestra opinión, y también en la de otros autores, el aprendizaje de las técnicas de reeducación respiratoria refuerza los beneficios que se consiguen con el entrenamiento muscular. En pacientes con enfermedades hipersecretoras (fibrosis quística, bronquiectasias) y enfermedades neuromusculares con manifestación respiratoria, la fisioterapia respiratoria es un tratamiento fundamental y eficaz con un nivel alto de evidencia (A).[7]

El objetivo general de la fisioterapia respiratoria es prevenir posibles disfunciones respiratorias, restituir la función pulmonar y mejorar la CVRS. Los objetivos específicos se centran en mejorar el aclaramiento mucociliar, optimizar la función respiratoria (al incrementar la eficacia del trabajo de los músculos respiratorios y mejorar la movilidad de la caja torácica) y desensibilizar la disnea. Las técnicas de fisioterapia respiratoria que pueden utilizarse se agrupan en tres grandes áreas[6] (véase la tabla 2).

8.2.3 Entrenamiento muscular

Existen dos formas de entrenamiento muscular: el *entrenamiento físico general* (EFG) (brazos y piernas) y el *específico de los músculos respiratorios* (EMR).

No existe duda alguna sobre la eficacia del EFG, con un alto nivel de evidencia y recomendación (1A). Muchos estudios han evidenciado que el efecto del entrenamiento de las extremidades inferiores y superiores mejora la disnea, la capacidad de esfuerzo y la CVRS.[1-4]Además, se ha demostrado que este tipo de ejercicios introduce cambios estructurales y funcionales en el músculo. El entrenamiento puede ser tan eficaz a altas como a bajas intensidades, con ergómetros o con ejercicios más simples.[2,8]

El EFG tiene como objetivo fundamental aumentar la capacidad de esfuerzo del individuo al mejorar la estructura y la función de sus músculos y al lograr una respuesta cardiopulmonar más adecuada. El EFG centrado en las extremidades inferiores se realiza mediante ergómetros (cicloergómetros o cintas sin fin), aun-

Tabla 2. **Técnicas de fisioterapia respiratoria aplicables a enfermedades respiratorias agudas o crónicas y cirugía torácica[6]**

1. Permeabilización de la vía aérea

   A. Técnicas que utilizan el efecto de la gravedad:
      – Drenaje postural
      – Ejercicio a débito inspiratorio controlado

   B. Técnicas que utilizan las ondas de choque:
      – Percusión
      – Vibraciones, sacudidas
      – Flutter, cornette

   C. Técnicas que utilizan la compresión del gas:
      – Tos dirigida
      – Presiones manuales torácicas
      – Ciclo activo respiratorio
      – Técnica de espiración forzada
      – Aumento del flujo espiratorio (AFE)
      – Espiración lenta total a glotis abierta en lateralización (ELTGOL)
      – Drenaje autógeno
      – The Vest®

   D. Técnicas que utilizan la presión positiva en la vía aérea:
      – Presión espiratoria positiva (PEP), dispositivo umbral
      – Presión continua positiva en la vía aérea (CPAP)
      – Sistema de bipresión positiva (BIPAP)
      – In-exuflator (Cough Assist®)

2. Técnicas de relajación:

   – Técnica de Jacobson
   – Entrenamiento autógeno de Shultz
   – Relajación dinámica de Caycedo
   – Eutonía de Alexander
   – Técnicas orientales: yoga, zen

3. Técnicas de control respiratorio:

   – Ventilación lenta controlada
   – Respiración con los labios fruncidos
   – Ventilación dirigida
   – Movilizaciones torácicas
   – Control ventilatorio en actividades de la vida diaria

que también hay programas que incluyen técnicas más sencillas, como caminar, o que utilizan ejercicios estáticos con artilugios simples. El EFG de las extremidades superiores es menos conocido, pero no por ello menos importante. Varios estudios han demostrado que, para un mismo nivel de esfuerzo, el ejercicio de los brazos induce una frecuencia cardíaca, una tensión arterial, una ventilación y un consumo de oxígeno superiores al del entrenamiento de las piernas. Asimismo, se ha evidenciado que el ejercicio de brazos produce una mayor actividad del diafragma y de los músculos intercostales. Además, hay que destacar que los brazos son fundamentales para realizar las actividades más elementales de la vida cotidiana, como comer, peinarse, lavarse, etc. El entrenamiento de los brazos puede efectuarse mediante un ergómetro de brazos o utilizando distintas modalidades de pesas.

La intensidad del programa debe adecuarse a la gravedad de la enfermedad. Con el uso de ergómetros se aconseja iniciar el entrenamiento con una intensidad aproximada del 50 % de la carga máxima alcanzada en la prueba de esfuerzo e incrementar progresivamente la intensidad según la tolerancia. Si el ejercicio prescrito es caminar, se aconseja un tiempo mínimo de una hora. El ejercicio de brazos se debe hacer con pesas, al principio con cargas bajas que podrán aumentarse progresivamente en función de la tolerancia. La duración del ejercicio debe oscilar entre 30-60 minutos y la frecuencia ha de ser de tres veces por semana como mínimo. El ejercicio puede hacerse de forma continua o a modo de intervalos.[6]

El EMR es motivo de controversia; de hecho, el nivel de evidencia es moderado, a pesar de que el grado de recomendación es alto (1B).[2] Este entrenamiento logra una mejoría en la fuerza de los músculos respiratorios, pero pocos estudios han demostrado que se produzcan beneficios sobre la capacidad de esfuerzo global o sobre otros parámetros, como la CVRS o la disnea.[1,2,6,9] Los efectos parecen estar ligados a la intensidad con la que se realiza el entrenamiento, a que los métodos utilizados sean los correctos y al hecho de si previamente existe una debilidad de los músculos respiratorios.

El EMR, tal como recomienda el consenso de la ATS/ERS,[1] debe aplicarse a los pacientes que tienen una debilidad de los músculos respiratorios y, siempre, añadido al EFG. El objetivo fundamental de este tipo de entrenamiento es mejorar la capacidad de ejercicio mediante el incremento de la fuerza y la resistencia de los músculos respiratorios. La mayoría de los estudios se han realizado sobre los músculos inspiratorios (EMI), y muy pocos sobre los espiratorios (EME). El EMI puede plantearse como un entrenamiento de fuerza, que consiste en llevar a cabo maniobras inspiratorias máximas frente a una vía aérea ocluida. Sin embargo, es más recomendable un entrenamiento de resistencias. Para ello se usa fundamentalmente la ventilación frente a resistencias inspiratorias, que se consigue haciendo respirar al paciente a través de orificios de distinto calibre (Pflex) o a través de dispositivos con un umbral de presión predeterminado (dispositivo umbral). El EME se realiza mediante ejercicios de prensa abdominal o de ventilación contra una resistencia espiratoria. La intensidad del EMR debe ser de, al menos, un 30 % de las presiones respiratorias máximas. El entrenamiento debe hacerse dos veces al día en sesiones de 15 minutos y siempre asociado al EFG.[6,9]

8.2.4   *Soporte psicosocial*

La ayuda psicosocial tiene un papel discutido en los programas de RR. Diversos estudios han evaluado el impacto de la intervención psicosocial en los pacientes que padecen una EPOC, con resultados controvertidos.[2] Lo ideal es que el equipo de RR disponga de la colaboración de un psicólogo. Sin embargo, esta solución es, en general, difícil en el entorno. La ayuda que puede ofrecer el propio equipo de rehabilitación, con el contacto frecuente, abierto y personalizado con el enfermo, consigue en muchas ocasiones reducir los síntomas psicoemocionales y optimizar los beneficios del programa de rehabilitación, aunque no se haga intervención psicológica específica.[10] En ocasiones, además de la ayuda psicoemocional que pueda ofrecerse al paciente, es necesaria su valoración por un psiquiatra. A veces, incluso, debe prescribirse medicación ansiolítica o antidepresiva. Un aspecto que influye mucho en el estado emocional del paciente es el de la sexualidad, que debe tratarse.

8.2.5   *Terapia ocupacional*

La terapia ocupacional forma parte de muchos programas de RR y, por tanto, es difícil aislar sus beneficios. En diversos estudios se ha demostrado que los pacientes que siguen un programa de RR alcanzan una autonomía mayor si en él se incluye la terapia ocupacional.[6]

El objetivo fundamental de la terapia ocupacional se cifra en reducir la disnea que aparece al llevar a cabo las actividades de la vida cotidiana. Para ello, la terapia ocupacional enseña la manera de efectuar estas actividades con el mínimo gasto energético. Los programas al respecto se centran en la realización de tareas diversas con fines terapéuticos, todo ello dirigido a mejorar las funciones manuales, la coordinación visomanual y la organización del esquema temporoespacial. Los programas incluyen técnicas de ahorro energético, de modificación de las actividades y de entrenamiento de los brazos. Para reducir la disnea en las actividades diarias debe enseñarse a los pacientes a que eviten los movimientos innecesarios, a que adopten la postura corporal más adecuada y a que utilicen las técnicas de respiración en cada actividad, preferiblemente en sedestación siempre que sea posible (cocinar, ducharse, etc.). También deben darse normas para simplificar el trabajo.[6]

8.2.6　Soporte nutricional

Es posible que los suplementos energéticos puedan aportar ciertos beneficios. Sin embargo, no existe evidencia científica suficiente sobre su eficacia, sólo algunos estudios han encontrado algún resultado positivo.[2]

El enfoque nutricional de los programas de RR debe dirigirse a valorar cuidadosamente los requerimientos energéticos de cada enfermo. Debe tenerse en cuenta que algunos pacientes tienen, en reposo, un gasto energético aumentado, sobre todo si se los compara con individuos sanos de su misma edad.

8.3　Duración del programa

Es aconsejable plantear programas intensivos de tres a cinco sesiones semanales durante, al menos, ocho semanas. Posteriormente pueden recomendarse programas de mantenimiento en los que el paciente continúe realizando los ejercicios, al menos una vez a la semana. Es fundamental que el paciente tenga algún tipo de supervisión periódica que le motive y le lleve a seguir y completar el programa adecuadamente. La situación ideal es aquella en la que se efectúa un programa intensivo en un centro, en grupo, y luego se continúa en el domicilio individualmente, con una supervisión periódica, ya sea en el propio domicilio (situación ideal) o en el centro.

8.4　Ubicación del programa

Los programas de RR realizados en centros hospitalarios (en enfermos hospitalizados o ambulatorios) y en centros ambulatorios han puesto de manifiesto que es posible alcanzar beneficios tanto en los individuos que padecen EPOC como en los que tienen enfermedades respiratorias de otro tipo, en términos de disminución de los síntomas, incremento de la capacidad de esfuerzo y mejoría en la CVRS.[2] Los resultados de los programas de RR en el propio domicilio de los pacientes indican que es posible obtener los mismos beneficios que con los programas hospitalarios y ambulatorios, independientemente de la gravedad de la enfermedad, incluso se ha señalado que consiguen que los beneficios se mantengan a más largo plazo.[2,8]

8.5 Evaluación de los resultados

La evaluación de los resultados de un programa de RR debe plantearse analizando distintos parámetros antes y después de iniciar el programa.

El estudio de función pulmonar es fundamental antes de iniciar el programa para caracterizar al paciente, pero no es imprescindible realizarlo de nuevo al finalizarlo puesto que la RR por sí misma no modifica los parámetros.

En la práctica diaria se aconseja evaluar la disnea para las actividades de la vida cotidiana con la escala MRC,[6] y la capacidad de esfuerzo con la prueba de seis minutos de marcha, cuantificando la disnea al esfuerzo con la escala de BORG.[6] O bien, realizar la evaluación mediante el índice BODE. Es deseable poder medir la CVRS[6] (véase la tabla 3).

9 Espacio físico

La situación ideal para realizar programas de RR consiste en disponer de un área o unidad con espacio físico suficiente, en el que haya una sala de consulta, un aula para sesiones clínicas y educación, una sala de fisioterapia y entrenamiento, un vestuario para los pacientes y una sala de espera. Sin embargo, esta disponibilidad es casi impensable en los hospitales y en los centros de atención primaria. Es fundamental disponer de una sala de, al menos, 30 m^2, bien ventilada, con tomas de oxígeno, que se destinará a las sesiones de educación de los pacientes y a la realización de la fisioterapia y el entrenamiento. En ella se ubicarán camillas y todo el equipamiento y la monitorización necesarios para realizar la fisioterapia respiratoria y el entrenamiento muscular.

10 Material

El equipamiento se puede sofisticar en función de la dotación económica de la que se disponga.

Para la educación de los pacientes es útil disponer de un cañón para la proyección de vídeos y diapositivas. También es conveniente contar con dispositivos placebo de los diferentes inhaladores, así como los diversos equipamientos de las terapias respiratorias domiciliarias (concentrador de oxígeno, oxígeno líquido, ventiladores, etc.).

La fisioterapia respiratoria requiere camilla y dispositivos activos para el drenaje de secreciones.

Para el entrenamiento muscular de extremidades inferiores se necesitan

Tabla 3. Medidas de evaluación recomendadas en la práctica diaria			
Medida de evaluación	*Tipo*	*Características*	*Evaluación*
MRC	Disnea/AVD	5 niveles	0: menor disnea 4: mayor disnea
EVA	Disnea/esfuerzo	– Escala 100 mm – CIEGA	0: nada disnea 100: máxima disnea
BORG	Disnea/esfuerzo	– 10 ítems – Descriptores intensidad	0: menor disnea 10: máxima disnea
Prueba de 6 min de marcha	Prueba de esfuerzo de campo	– Caminar rápido – Motivar – 2 pruebas (aprendizaje) – Sensible· – Reproducible	Metros Fc, f, S_pO_2, disnea
Shuttle test	Prueba de esfuerzo de campo	– Caminar con un ritmo prefijado hasta el máximo tolerable – Sensible – Reproducible	Metros Fc, f, S_pO_2, disnea
Brazos	Prueba de esfuerzo de campo	– Pesas – Elevaciones repetidas	Repeticiones Fc, f, S_pO_2, disnea
Esfuerzo progresivo Piernas	Prueba de esfuerzo de laboratorio	– Ergómetro – Incrementos progresivos hasta el máximo – Sensible – Reproducible	W_{max}, V_{O2max}, V_{CO2max}, V_{Emax}, patrón ventilatorio, Fc, TA, ECG, disnea
Esfuerzo progresivo Brazos	Prueba de esfuerzo de laboratorio	– Ergómetro – Incrementos progresivos hasta el máximo – Sensible – Reproducible	W_{max}, V_{O2max}, V_{CO2max}, V_{Emax}, patrón ventilatorio, Fc, TA, ECG, disnea
CRQ	Cuestionario de CVRS específico	– Entrevistador/autoadministrado – 4 áreas – 20 ítems – Inicial/seguimiento – Discriminativo – Sensible	Sumatoria (por área) Escala Likert 1-7 1: peor CVRS 7: mejor CVRS

Continúa

Tabla 3. **Medidas de evaluación recomendadas en la práctica diaria**			
Medida de evaluación	*Tipo*	*Características*	*Evaluación*
SGRQ	Cuestionario de CVRS específico	– Autoadministrado – 76 niveles – 50 ítems – Discriminativo – Sensible	Respuesta SÍ/NO 0: peor función 100: mejor función
SF-36	Cuestionario de CVRS genérico	– Autoadministrado – 8 dimensiones – 36 ítems – Sensible	Escala Likert 1-7 0: peor estado de salud 100: mejor estado de salud

AVD: actividades de la vida cotidiana; CRQ: cuestionario de la enfermedad respiratoria crónica; f: frecuencia respiratoria; Fc: frecuencia cardíaca; SGRQ: cuestionario respiratorio St. George; S_pO_2: saturación de oxihemoglobina; TA: tensión arterial; VCO_{2max}: producción de CO_2; VO_{2max}: consumo de oxígeno; VE_{max}: ventilación máxima; W_{max}: carga máxima.

bicicletas estáticas (a ser posible con carga conocida y amplio margen) o cinta sin fin con programación de carga. El entrenamiento de extremidades superiores se realiza con pesas. Es conveniente disponer de juegos de pesos de 0,5 y 1 kg. Para el EMR en general se utilizan válvulas con dispositivo umbral (Respironics®).

Además del equipamiento descrito, se recomienda tener tomas o sistemas portátiles de oxígeno, pulsioxímetros y tensiómetro. Es fundamental disponer de un carro de paros en la misma sala o, al menos, accesible.

Recomendaciones prácticas

- Todo paciente con enfermedad respiratoria que refiere disnea, disminución de la capacidad de esfuerzo o alteración de la CVRS es candidato a un programa completo de RR, el cual incluye educación, fisioterapia respiratoria y entrenamiento muscular. Los pacientes con hipersecreción bronquial o con enfermedades neuromusculares y tos ineficaz son candidatos a un programa de fisioterapia respiratoria.

- Los componentes fundamentales de un programa de RR son la educación, la fisioterapia y el EFG. El EMR estará indicado cuando haya debilidad de la musculatura respiratoria.

- El equipo de RR debe estar formado por un miembro del personal médico (neumología o rehabilitación), de fisioterapia y de enfermería, adiestrado este último. Además, es importante un contacto continuo y abierto con otros especialistas como los de terapia ocupacional, trabajo social, cardiología, etc.

- El espacio físico para realizar la RR debe disponer como mínimo de una sala, de al menos 30 m^2, bien ventilada, con tomas de oxígeno, que se destinará a las sesiones de educación de los pacientes y a la realización de la fisioterapia y el entrenamiento. Debe contener todo el material necesario para realizar estas terapias.

- Las medidas de evaluación aconsejables en la práctica diaria son la medida de la disnea con la escala MRC y la capacidad de esfuerzo con la prueba de seis minutos de marcha. O bien, realizar la evaluación mediante el índice BODE. Es deseable poder medir la CVRS.

Bibliografía

1. Nice L, Donner Cl, Wouters E, *et al.* American Thoracic Society/European Respiratory Society statement on pulmonary rehabilitation. Am J Respir Crit Care Med. 2006; 173: 1390-413.
2. ACCP/AACVPR Pulmonary Rehabilitation Guidelines Panel. Pulmonary rehabilitation. Joint ACCP/AACVPR Evidence-Based Guidelines. Chest. 2007; 131: 4S-51S.
3. British Thoracic Society. Standards of care subcommittee on pulmonary rehabilitation. Thorax. 2001; 56: 827-34.
4. Lacasse Y, Goldstein R, Lasserson TJ, Martin S. Pulmonary rehabilitation for chronic obstructive pulmonary disease. Cochrane Database Syst Rev. 2006; (4): CD003793.
5. Rabe KF, Hurd S, Anzueto A, *et al.* Global strategy for the diagnosis, management, and prevention of chronic obstructive pulmonary disease: GOLD executive summary. Am J Respir Crit Care Med. 2007; 176 (6): 532-55.
6. Güell R, De Lucas P. Tratado de rehabilitación respiratoria. Barcelona: Ars XXI; 2005.
7. Bott J, Blumenthal S, Buxton M, *et al.* Guidelines for the physiotherapy management of the adult, medical, spontaneously breathing patient. Thorax. 2009; 64: i1-i52.
8. Güell R, De Lucas P, Galdiz JB, *et al.* Comparación de un programa de rehabilitación domiciliario con uno hospitalario en pacientes con EPOC: estudio multicéntrico español. Arch Bronconeumol. 2008; 44 (10): 512-8.
9. Lötters F, Van Tol B, Kwakkel G, *et al.* Effects of controlled inspiratory muscle training in patients with COPD: a meta-analysis. Eur Respir J. 2002; 20: 570-6.
10. Güell R, Resqueti V, Sangenis M, *et al.* Impact of pulmonary rehabilitation on pshychosocial morbidity in patients with severe chronic obstructive pulmonary disease. Chest. 2006; 129 (4): 899-904.

Capítulo 10

Terapias respiratorias a domicilio

J. Escarrabill Sanglas

Sinopsis

Las terapias respiratorias a domicilio (TRD) tienen rasgos comunes: *a)* necesidad de aplicar criterios de indicación; *b)* uso de aparatos; *c)* necesidad de suministradores que garanticen la distribución y el funcionamiento adecuado de los aparatos y complementos y den respuesta a las incidencias, y *d)* uso a largo plazo sin supervisión continuada. El uso apropiado de estas terapias incluye la indicación correcta, la utilización adecuada por parte del paciente (adherencia terapéutica) y el buen funcionamiento de los aparatos. La atención adecuada a los pacientes que usan TRD requiere una actitud proactiva para prever los problemas y una coordinación apropiada entre los distintos ámbitos asistenciales.

1 TRD

El nombre de TRD es una terminología administrativa que incluye una serie de tratamientos para pacientes con enfermedades respiratorias que se realizan en el hogar del enfermo. Son tratamientos muy diversos que, a pesar de los objetivos distintos y del procedimiento, tienen algunas características comunes:

- La prescripción requiere estudios específicos que, generalmente, deben realizarse en el medio hospitalario.

- El tratamiento implica el uso de aparatos más o menos complicados que requieren suministro periódico, mantenimiento y capacidad de respuesta a las averías o incidencias.
- Las TRD se realizan mediante empresas suministradoras privadas que tienen un concierto económico con el Sistema Nacional de Salud (SNS) (a través de diversos modelos de concursos públicos). En ningún caso el paciente debe pagar por este servicio.
- La mayor parte de estos tratamientos debe prescribirse a largo plazo.
- El paciente debe seguir controles periódicos.
- La mayoría de estos tratamientos tiene un impacto directo en el estilo de vida del paciente (especialmente en lo que se refiere a la limitación de la movilidad y en su uso durante el sueño), por lo que el cumplimiento es un problema común.
- El tratamiento ha de revalidarse periódicamente desde un punto de vista administrativo.
- Aunque las TRD son las mismas y el acceso es igual para toda la ciudadanía, las condiciones del concurso puede que incluyan algunas variaciones en la manera de prestar el servicio o de hacer el seguimiento. Este hecho se debe a las propuestas de mejora que ofrecen las empresas que participan en los concursos públicos.
- La combinación de TRD en un mismo paciente puede ser fuente de confusiones.
- Los concursos públicos recogen los cambios de domicilio temporales (esencialmente, vacaciones o cambios de residencia ocasionales), pero no suelen contemplar las necesidades de los pacientes que tienen una segunda residencia.

En la tabla 1 se describen las TRD que financia el Servicio Catalán de la Salud (CatSalut).

2   Oxigenoterapia domiciliaria a largo plazo (OD)

La OD es el tratamiento respiratorio domiciliario más antiguo. El oxígeno se utiliza en clínica, de una manera sistemática, desde la década de 1950, tanto para tratar la insuficiencia respiratoria aguda como para suministrarlo durante la deambulación. Los trabajos de Barach en relación con el oxígeno portátil datan de finales de esa misma década.

Tabla 1. TRD	
Tipo de terapia	*Descripción*
Suministro de oxígeno (estático)	Suministro de oxígeno a través de concentrador o de bombona que almacena el oxígeno a presión
Oxígeno portátil	Oxígeno líquido, concentrador portátil o bombona ligera que almacena oxígeno a presión
CPAP	Una minoría de pacientes utiliza aparatos de dos niveles de presión para tratar la apnea del sueño
Nebulizadores	Eléctricos y ultrasónicos
VMD	El coste del tratamiento es distinto para los pacientes que usan el ventilador menos de 12 h o más de 12 h
Monitorización a domicilio	Monitorización + pulsioximetría
Aparatos para el manejo de las secreciones	Cough Assist® (fundamentalmente para pacientes con enfermedades neuromusculares) y los aparatos de aclaramiento mucociliar (para algunos casos de fibrosis quística)

CPAP: presión continua positiva en la vía aérea; VMD: ventilación mecánica a domicilio.

En España se dispone de oxígeno domiciliario desde la década de 1940, pero es desde finales de la década de 1970 en que la prescripción de OD puede hacerse de una manera sistemática financiada a través del SNS. Dado que los primeros suministradores eran los mismos productores de gas, el oxígeno se distribuía almacenado en bombonas a presión. Éstas son difíciles de manejar y mover (a causa de su peso), peligrosas (contienen oxígeno a presión) y requieren recambios periódicos. Hasta 1985 no se dispuso del concentrador de oxígeno y, por lo que se refiere al oxígeno líquido, aunque se introdujo en 1987, no se incorporó al catálogo de prestaciones hasta 1990.

Desde 1980 se ha objetivado que la OD incrementa la supervivencia de los pacientes con enfermedad pulmonar obstructiva crónica (EPOC) que reciben el oxígeno más de quince horas al día. Este incremento de la supervivencia no es inmediato, no se conocen con precisión los mecanismos que llevan a ella y se ha comprobado que la administración de oxígeno tiene un impacto relativo en el control de la disnea (especialmente de la disnea en reposo). No hay estudios controlados que prueben los beneficios de la OD en otras enfermedades que causan insuficiencia respiratoria.

Los criterios de indicación de la OD que sigue el CatSalut se resumen en la tabla 2. La indicación debe hacerse siempre según los datos de la gasometría ar-

Tabla 2. Criterios de indicación de la OD		
Situación del paciente	*Pruebas*	*Criterios*
Pacientes con EPOC en situación estable: – Al menos tres semanas después de la última descompensación – Tratamiento «completo» – Abandono del hábito tabáquico	– GA respirando aire ambiente – Si el paciente recibía oxígeno previamente debe suspender su administración 30 min antes de realizar la GA	$P_aO_2 < 55$ mmHg (7,3 kPa) P_aO_2 55-59 mmHg (7,4-7,9 kPa) si presenta: – Hipertensión pulmonar – Hematocrito > 55 % – Sobrecarga ventricular derecha o *cor pulmonale* – Trastornos del ritmo cardíaco
Pacientes con EPOC inmediatamente después de una descompensación		– Si $P_aO_2 > 60$ mmHg, suspender OD y control – Si $P_aO_2 < 60$ mmHg, nuevo control al cabo de un mes y mantener OD
Prescripción de oxígeno portátil	– GA respirando aire ambiente – Prueba de la marcha de 6 min con pulsioximetría simultánea – Hábito tabáquico (CO aire espirado o carboxihemoglobina)	– Cumplimiento adecuado de la OD – CO en aire espirado < 6 ppm o carboxihemoglobina < 3 % – Sin enfermedades que impidan la movilidad – Actividad física habitual fuera de casa – Demostrar que el oxígeno corrige la desaturación al esfuerzo
Pacientes con enfermedades distintas a la EPOC	GA respirando aire ambiente	$P_aO_2 < 60$ mmHg (8 kPa)

terial (GA), realizada mientras el paciente respira aire ambiente. El pulsioxímetro puede ser útil para regular el flujo de oxígeno que corrige la hipoxemia, pero en ningún caso puede sustituir a la GA para realizar la indicación de OD a largo plazo. Además, en pacientes con hipercapnia grave es útil realizar una gasometría de control para comprobar que la administración de oxígeno no empeora la hipercapnia. Este hecho es especialmente importante si se sospecha empeoramiento de la hipercapnia durante la noche (pacientes que se quejan de cefalea matutina tras la administración nocturna de oxígeno).

La administración de oxígeno debe hacerse a través de gafas nasales. En la mayor parte de los pacientes con EPOC, la administración a un flujo de 2 l/min corrige la hipoxemia en reposo. La corrección de ésta durante el ejercicio debe comprobarse siempre mediante un pulsioxímetro.

La fuente básica de oxígeno debe ser el concentrador. Éste es un aparato eléctrico que, a través de unos filtros moleculares, separa el oxígeno del nitrógeno contenido en el aire ambiente. Mediante el concentrador se evita la necesidad de suministro periódico (como en el caso de las bombonas o del oxígeno líquido). El concentrador permite la movilidad en el domicilio, pero impide la actividad fuera de casa. Los pacientes activos que se sirven del concentrador precisan una fuente complementaria para salir de casa: una bombona ligera o un concentrador portátil (en este caso, es preciso comprobar que el concentrador portátil ofrece una concentración de oxígeno suficiente para corregir la hipoxemia durante el ejercicio). Todos los pacientes que utilizan concentrador deben tener una bombona de oxígeno por si se producen fallos en el suministro eléctrico o por si falla el aparato.

El oxígeno líquido debería reservarse para los pacientes que se mantienen activos o que se demuestra que, gracias a él, han incrementado significativamente la actividad.

2.1 Cumplimiento adecuado

Uno de los aspectos de la OD que tiene más impacto en la vida del paciente es la necesidad de realizar el tratamiento más de quince horas cada día. Este hecho, a pesar de la difusión de las fuentes portátiles, limita considerablemente la movilidad del paciente y provoca cambios significativos en su estilo de vida y en el de los familiares que lo cuidan.

Sin embargo, la insistencia sobre las quince horas ha provocado ciertas confusiones. Este tiempo se refiere al punto de corte estadístico por debajo del cual la supervivencia no es significativa. Pero no tiene ninguna lógica sugerir que el paciente puede estar 8-9 horas diarias sin oxígeno. Por tanto, el objetivo debe ser el uso del oxígeno las 24 horas. Esto requiere un esfuerzo considerable y adaptar muy bien las fuentes de suministro de oxígeno a las necesidades del paciente.

El cumplimiento adecuado del tratamiento no debería implicar la condena del paciente a permanecer en su domicilio. El sedentarismo tiene un impacto negativo en los pacientes con EPOC. De hecho, Petty, cuando reanalizó los datos del Nocturnal Oxygen Therapy Trail (NOTT), puso de manifiesto que la mejor supervivencia se obtenía en los pacientes que mantenían la actividad física y a la vez recibían el oxígeno casi 24 horas al día.

2.2   Uso apropiado de la OD

La utilización apropiada del oxígeno va mucho más allá del cumplimiento o la indicación. El uso apropiado de la OD, para obtener un incremento de la supervivencia, requiere que se den simultáneamente estos elementos: presencia de hipoxemia crónica (medida con una GA), abandono del hábito tabáquico, corrección de la hipoxemia y cumplimiento adecuado. En repetidas ocasiones se ha constatado que estas circunstancias solamente se dan, de forma simultánea, en menos de un tercio de los pacientes.

2.3   Riesgos de la OD

El uso domiciliario de oxígeno no está exento de riesgos físicos (relacionados con la fuente de oxígeno y con el contacto con el gas), además de los riesgos fisiológicos (depresión del centro respiratorio). Los riesgos físicos no son muy frecuentes, pero no deben minimizarse; entre ellos destacan:

- Explosiones y quemaduras por fumar mientras se recibe oxígeno.
- Es peligroso acercar las fuentes de oxígeno a fuentes de calor (y más, con llama), como estufas o cocinas.
- Las bombonas de oxígeno almacenan el gas a presión y pueden explotar si caen accidentalmente. Además, debe evitarse cualquier tipo de lubricación de los circuitos o de las válvulas: al salir, el gas a presión produce calor por rozamiento que no es suficiente para provocar la combustión del material plástico, pero sí de la grasa lubricante.
- El oxígeno líquido puede producir quemaduras (por frío) si entra en contacto con la piel durante la maniobra de carga del recipiente portátil.

2.4   Indicación de la OD tras el alta hospitalaria

Clásicamente se consideraba que la indicación de la OD no era una urgencia. Durante la década de 1980 se recomendaba comprobar durante tres meses la presencia de hipoxemia antes de indicar la OD. Sin embargo, los cambios de la práctica clínica en lo que se refiere a los criterios de ingreso y al acortamiento de la estancia media de los pacientes con EPOC obligan a replantear algunos criterios. La hospitalización a domicilio es factible y segura (por lo menos para un grupo seleccionado de pacientes). Además, muchos enfermos se ingresan en unidades de corta estancia, por lo que regresan a su domicilio sin haber alcanzado el estado estable óptimo. En estos casos parece razonable indicar OD durante un período de tiempo. De hecho, si el paciente permaneciera ingresado en el hospital, nadie dudaría en administrarle oxígeno. Estas situaciones requieren un control antes de un mes tras el alta.

3 Tratamiento de los trastornos respiratorios del sueño

El síndrome de apneas-hipopneas durante el sueño (SAHS) es el trastorno respiratorio del sueño más frecuente. Los pacientes que lo padecen presentan alteraciones en la vía aérea superior (funcionales o anatómicas) que interrumpen, periódicamente, el flujo aéreo durante el sueño, lo que produce apneas o hipopneas. Esta interrupción periódica causa una desestructuración del sueño y provoca microdespertares *(arousals),* de manera que el descanso no es reparador y conduce a la somnolencia diurna y desaturación (con impacto sistémico, especialmente cardiovascular y metabólico). Además del impacto negativo del SAHS sobre la morbimortalidad, no debe olvidarse el impacto en la calidad de vida de los pacientes. El SAHS puede afectar al 2-4 % de la población.

El diagnóstico del SAHS requiere estudios más o menos complejos que pueden realizarse en el hospital o en el propio domicilio del paciente. Pero la detección precoz del SAHS en atención primaria (AP) requiere la incorporación de tres preguntas básicas a la historia clínica del paciente: ronquidos, presencia de apneas observadas e hipersomnolencia.

La somnolencia puede medirse mediante la escala de Epworth. Es muy importante conocer los hábitos de sueño del paciente (horas, siesta, sensación de sueño reparador). Valorar la somnolencia en un paciente con deprivación sistemática de sueño es muy difícil. Los parámetros antropométricos (índice de masa corporal [IMC] y perímetro del cuello) también son de utilidad. La hipertensión arterial refractaria al tratamiento puede darse en relación con el SAHS no tratado.

Es importante detectar a los pacientes más graves para derivarlos con carácter preferente a un centro especializado para su estudio. Se sugiere la derivación preferente en: *1)* hipersomolencia grave (pacientes que se duermen conduciendo, comiendo o hablando); *2)* sospecha de SAHS en población de riesgo (con antecedentes cardiovasculares previos), y *3)* hipertensión refractaria.

El ronquido, la obesidad o la hipertensión aisladas no deben derivarse a un centro especializado.

La primera aproximación terapéutica debe enfocarse en normalizar los hábitos de sueño y en tratar el sobrepeso si lo hubiera. La aplicación de presión continua positiva en la vía aérea (CPAP) es el tratamiento que se utiliza con más frecuencia y es de una eficacia probada. Por convención se acepta que los pacientes cumplen adecuadamente el tratamiento si lo utilizan más de cuatro horas cada noche. La presión que corrige los eventos nocturnos debe definirse por ensayo o error o mediante el uso de aparatos que generan automáticamente los cambios de presión que eliminan las apneas.

Una vez establecido el diagnóstico y definido el tratamiento adecuado para cada paciente, debe hacerse un seguimiento para mantener la adhesión terapéutica. La mayor parte de los pacientes deben controlarse en la comunidad. Los efectos adversos más frecuentes relacionados con el uso de CPAP son: congestión nasal (a veces epistaxis), sequedad faríngea, conjuntivitis (por fugas de aire por la parte superior de la máscara nasal) y lesiones cutáneas (por la presión de la máscara). En la mayor parte de los casos, estos problemas se solucionan fácilmente con medidas generales.

El tratamiento con CPAP de los pacientes con SAHS es un problema importante para las organizaciones sanitarias. En 2011, en Cataluña, más de 55.000 pacientes utilizaron CPAP y más de 150 pacientes iniciaron este tratamiento cada semana. Los pacientes con CPAP representan el 75 % de los pacientes con TRD.

4 Ventilación mecánica a domicilio (VMD)

Los pacientes con enfermedades de la caja torácica (enfermedades neuromusculares, cifoscoliosis, secuelas de la tuberculosis, etc.) que presentan insuficiencia respiratoria crónica pueden beneficiarse de la ventilación a largo plazo.

La insuficiencia respiratoria fue la causa de muerte más importante durante la epidemia de poliomielitis de la década de 1950. Más de un 10 % de los pacientes que requirieron apoyo ventilatorio durante la fase aguda de la polio no podían prescindir del ventilador. Estos pacientes únicamente presentaban insuficiencia respiratoria, sin otra sintomatología, pero la necesidad del ventilador les obligaba a permanecer indefinidamente en el hospital. Ya en la década de 1970, algunos de estos pacientes decidieron volver a su casa y demostraron que era posible vivir fuera del hospital durante largos períodos de tiempo, a pesar de las necesidades técnicas complejas. Esta decisión fue el origen de la VMD.

Al principio, la VMD se realizaba, mayoritariamente, a través de traqueotomía y, poco a poco, se ofreció a otros pacientes con enfermedades neuromusculares distintas de la poliomielitis o a pacientes con alteraciones de la caja torácica (cifoescoliosis o secuelas quirúrgicas de la tuberculosis). Pocos equipos expertos atendían a un número muy limitado de pacientes muy graves, pero en los enfermos con fallo de la bomba ventilatoria la supervivencia era muy buena. A principios de la década de 1980 se demostraron los beneficios de la aplicación de la CPAP a través de la nariz (para tratar a pacientes con apnea del sueño) y se desarrolló, en paralelo, la ventilación no invasiva (VNI). La VNI es una forma de ventilación en la que se aceptan las fugas y, a largo plazo, ofrece unos resultados equiparables a la traqueotomía en pacientes bien seleccionados. A partir de 1990, la VNI se ha utilizado con éxito para tratar a los pacientes con agudización grave de EPOC. Pero, a diferencia de los resultados positivos en las enfermedades restrictivas, existen grandes dudas sobre los beneficios de la VNI a largo plazo en pacientes con EPOC estable.

La VNI es la forma más utilizada para realizar la VMD. En Cataluña, menos del 9 % de los pacientes con VMD la realizan a través de traqueotomía.

La regulación de los parámetros ventilatorios en la VMD deben hacerla equipos expertos, y la aproximación inicial se hace por ensayo y error. Cuando el paciente está bien adaptado se comprueba la eficacia de la ventilación durante el día y la noche. La ventilación debe realizarse siempre en las horas nocturnas y, en función de la situación clínica, debe extenderse su uso durante varias de las horas diurnas. En función de la historia natural de la enfermedad, algunos pacientes son más dependientes del ventilador, de manera que cada vez se reduce más el llamado «tiempo libre de ventilador». Cuando el tiempo libre de ventilador se reduce o aparecen trastornos de la deglución hay que plantear la conveniencia de la traqueotomía. La indicación de la traqueotomía se hace basándose en criterios técnicos, pero la decisión final pertenece siempre al paciente, en función de sus valores y preferencias. La VMD es un buen modelo para entender una manera respetuosa de relacionarse con el paciente. El tratamiento «correcto» es siempre un balance entre la eficacia objetiva, el confort y las preferencias del paciente (especialmente en lo que se refiere a la movilidad y las relaciones sociales).

En relación con la VMD, y desde la perspectiva de la AP, hay dos situaciones cruciales: el plan de alta y la minimización de riesgos.

4.1   *Plan de alta*

Desde la perspectiva de la AP es crucial participar activamente en el plan de alta, el cual, en el caso de pacientes complejos, suele requerir la intervención de un profesional que haga de gestor del caso. El paciente, los cuidadores y los profesionales que le atienden deben tener acceso a toda la información. Los elementos básicos del plan de alta son:

- Material para realizar la ventilación: ventilador (con humidificador si se precisa), circuito de conexión, máscara o traqueotomía para acceder a la vía aérea e indicaciones claras de los parámetros de funcionamiento del ventilador.
- Adaptación de la vivienda: antes del alta del paciente es conveniente ver si son necesarias adaptaciones de la vivienda: acceso principal, ascensor, baño, dormitorio, etc.
- Material complementario y adaptación del ventilador: manejo de secreciones, oxigenoterapia, etc. En los pacientes que requieren silla de ruedas es muy importante adaptar adecuadamente el ventilador a la silla.
- Material para transferencias y movilización del paciente en el domicilio. En muchos casos se requiere la adaptación del automóvil.
- Comunicación: los pacientes con afectación bulbar requieren aparatos para facilitar su expresión. En ocasiones, los aparatos muy sofisticados son difíciles de utilizar por pacientes con afectación neuromuscular, y unos simples dibujos pueden ser útiles para las necesidades básicas de comunicación.
- Consejos y recomendaciones para facilitar las actividades de la vida diaria: aseo, alimentación, etc.

Los pacientes con enfermedades neuromusculares evolutivas pueden requerir diversas ayudas para andar, moverse o comer. Estas necesidades pueden cambiar muy rápidamente, por lo que en muchos países se crean pequeños almacenes de ayudas técnicas que permiten compartir estos elementos y facilitan el uso inmediato y durante un corto período.

4.2   Minimización de riesgos

La VMD no está exenta de riesgos. El «riesgo cero» no existe, pero puede minimizarse. A continuación se exponen algunas de las recomendaciones para ello.

- *Información escrita.* Disponer de ella en casa del paciente y tener acceso fácil a la documentación clínica por parte de todos los profesionales implicados.

- *Fallo del ventilador.* Disponer de ventilador de repuesto y acceso rápido al servicio técnico.

- *Corte en el suministro eléctrico.* Disponer de batería de repuesto y ambú para poder ventilar a los pacientes traqueotomizados.

- *Problemas con la cánula.* El paciente debe saber eliminar tapones de moco y reaccionar ante la decanulación espontánea (se recomienda tener una cánula de tamaño menor a la utilizada habitualmente por si hay problemas en la recanulación).

- *En caso de emergencia.* El paciente y el cuidador deben saber cómo reaccionar: valoración clínica de la gravedad de la agudización, conocimiento preciso de los teléfonos de emergencia (suministrador, ambulancias, profesionales sanitarios) y punto de asistencia más próximo.

5   Otras terapias a domicilio

Además de los tres grandes grupos de TRD descritos, poco a poco se han incorporado otros tratamientos domiciliarios, más o menos relacionados entre sí. Algunos pacientes requieren una combinación de diversas TRD: el uso de nebulizadores, aparatos para el manejo de secreciones o monitorización (incluyendo pulsioximetría).

Menos del 4 % de los pacientes con TRD se sirven de algún tipo de nebulizador. Los aparatos para el manejo de secreciones o la monitorización se prescriben en menos del 1 % de los pacientes con TRD y la indicación siempre se hace en unidades muy especializadas.

Recomendaciones prácticas

- La OD debe indicarse siempre a partir de los datos de la GA.

- En las TRD, el cumplimiento de la prescripción a largo plazo es un problema común, y debe comprobarse sistemáticamente.

- El tratamiento de los pacientes con SAHS debe incluir medidas generales como la regulación de los hábitos de sueño o la pérdida de peso.

- En la VMD es fundamental estar pendiente del plan de alta siempre que se produzcan transferencias de un centro asistencial al domicilio.

- Especialmente en la oxigenoterapia y en la ventilación es preciso conocer las estrategias para minimizar riesgos.

Bibliografía

1. Castillo D, Güell R, Casan P. Sistemas de ahorro de oxígeno. Una realidad olvidada. Arch Bronconeumol. 2007; 43: 40-5.

2. Escarrabill J. El futuro de la ventilación mecánica domiciliaria: redes o contenedores. Arch Bronconeumol. 2007; 43: 527-9.

3. Escarrabill J, Soler JJ, Hernández C, Servera E. Recomendaciones sobre la atención al final de la vida en pacientes con EPOC. SEPAR (2009). Disponible en: http://www.separ.es/publicaciones/normativa/normativa_052.html.

4. García F, Borderías L, Casanova C, *et al.* Patología respiratoria y vuelos en avión. Arch Bronconeumol. 2007; 43: 101-25.

5. Granados A, Escarrabill J, Borràs JM, *et al.* The importance of process variables analysis in the assessment of long-term oxygen therapy by concentrator. Respir Med. 1997; 91: 89-93.

6. Hernández C, Casas A, Escarrabill J, *et al.* CHRONIC project. Home hospitalization of exacerbated chronic obstructive pulmonary disease patients. Eur Respir J. 2003; 21: 58-67.

7. Lloberes, P, coordinadora. Normativa sobre diagnóstico y tratamiento del síndrome de apneas-hipopneas del sueño. SEPAR (2010). Disponible en: http://www.separ.es/publicaciones/normativa/normativa_055.aspx.

8. Lloyd-Owen SJ, Donaldson GC, Ambrosino N, *et al.* Patterns of home mechanical ventilation use in Europe: results from the Eurovent survey. Eur Respir J. 2005; 25: 1025-31.

Capítulo 11

Intervención del tabaquismo en atención primaria

M. Peiró i Fàbregas

Sinopsis

La detección de personas fumadoras y la intervención breve sistematizada en atención primaria (AP) es el primer escalón para la prevención de múltiples enfermedades asociadas al tabaco, entre ellas las enfermedades respiratorias. Aquellas personas que deseen hacer un intento serio para dejar de fumar deben incluirse en programas intensivos estandarizados con visitas protocolizadas y con ayuda de tratamiento farmacológico.

1 Introducción

Fumar ha sido un hábito aceptado socialmente y considerado como uno más de los «placeres» de la vida. Sin embargo, ha quedado bien demostrada la relación entre el consumo del tabaco y una gran cantidad de enfermedades crónicas cardiovasculares y respiratorias, fundamentalmente la enfermedad pulmonar obstructiva crónica (EPOC).

El tabaquismo es considerado como una enfermedad crónica y adictiva. Según la Encuesta Nacional de Salud de 2006, en España el 26,44 % de la población es fumadora diaria y el 3,06 %, ocasional. A la vista de estos resultados, se ha efectuado un gran esfuerzo en la elaboración y aplicación de planes y programas para ayudar a prevenir y promover el abandono de la adición. Pero el consumo de tabaco presenta tres líneas sin respuesta: *1)* aunque es la primera causa de morbimortalidad evitable, constituye uno de los problemas más importantes de salud pública y una grave amenaza para la salud; *2)* existe un gran desinterés entre el personal sanitario para implementar intervenciones coherentes, y *3)* aunque existen intervenciones eficaces, no se llevan a cabo en el momento oportuno y de forma eficiente.

Diversos estudios indican que las intervenciones sobre la dependencia del tabaco reducen significativamente el riesgo de los fumadores de padecer enfermedades atribuibles a su consumo. Para ello se han editado excelentes guías y recomendaciones, internacionales y nacionales, con el objetivo de dotar al personal sanitario de estrategias basadas en la revisión de la literatura y la opinión de paneles de expertos.

Desde la entrada en vigor de la ley antitabaco (28/2005) se han implantado programas sin humo en centros de salud. Como ejemplo, en la comunidad de Cataluña se evaluó uno de estos programas donde se constató una reducción del número de personas fumadoras entre todo el personal sanitario, aumentó el de exfumadores y no fumadores. También mejoró el patrón de actividades de consejo a la población atendida de forma significativa (p < 0,05). Pero, por otro lado, no hay datos sobre la aplicación de programas intensivos con visitas estandarizadas en el ámbito de la AP y los que existen muestran heterogeneidad en su implantación.

2   Tipo de intervención

Identificar y dar consejo mínimo son actividades eficaces y se las considera como una primera línea de intervención (nivel de evidencia A). El modelo de intervención mínima propuesto por la Organización Mundial de la Salud (OMS) consiste en el seguimiento de las llamadas «cinco aes» (5A, por sus elementos en inglés):

- Averiguar *(ask)* sobre el consumo de tabaco, registrar y actualizar.
- Aconsejar *(advise)* a los fumadores sobre los beneficios que el abandono del tabaco comportaría sobre su salud. Este consejo debe ser breve y conciso, haciendo hincapié en los beneficios del abandono; serio, proporcionado con convencimiento, y personalizado, es decir, adaptado a cada individuo, en función de la patología que presente o del motivo de consulta, si ésta tiene relación con el consumo de tabaco. Es importante que el consejo vaya acompañado de información escrita, generalmente en dípticos dirigidos a poblaciones específicas que editan las diferentes comunidades autónomas o las sociedades científicas.

                                                                 M. Peiró i Fàbregas

Tabla 1. Nivel de evidencia según la intervención y el tipo de asesoramiento	
Tipo de intervención	*Nivel de evidencia*
Consejo médico para dejar de fumar	A
Intervenciones mínimas (< 3 min)	A
Tratamiento aplicado por personal sanitario diverso	A
Intervención por múltiples tipos de personal sanitario, en comparación con las que ofrece un solo profesional	C
Asesoramiento telefónico proactivo	A
Asesoramiento individual	A
Asesoramiento grupal	A
Intervenciones que aplican múltiples formatos incrementan las tasas de abstinencia	A
Materiales adaptados de autoayuda impresos o en web	B

- Evaluar *(assess)* la motivación del paciente para abandonar el consumo de tabaco.
- Ayudar *(assist)* a los fumadores en su intento de deshabituación para hacer posible la cesación.
- Acordar *(arrange)* un seguimiento.

La detección de las personas fumadoras en AP y el hecho de documentar su condición en la historia clínica incrementan, significativamente, la tasa de intervención por el personal sanitario (nivel de evidencia A).

Se ha debatido qué tipo de profesional es el más adecuado para llevar a cabo la intervención, la duración de ésta, el material utilizado, el tipo de formato, etc. En la tabla 1 se muestra el nivel de evidencia existente entre los tipos de intervenciones.

Como se puede ver en la tabla 1, múltiples intervenciones son eficaces, pero hay que tener en cuenta que, al incluir al paciente en un programa intensivo, la intervención pierde eficacia si forma parte de un cribaje general de salud o de algún programa de prevención secundaria en la práctica general. Por tanto, es primordial para aquellos fumadores candidatos a entrar en un programa de deshabituación tabáquico intensivo que acudan a la consulta de forma exclusiva para ello.

La intervención breve, por el contrario, debe formar parte de la práctica habitual incluida dentro de las actividades preventivas sistematizadas. El algoritmo 1 muestra el manejo clínico-terapéutico del fumador en el ámbito de la AP.

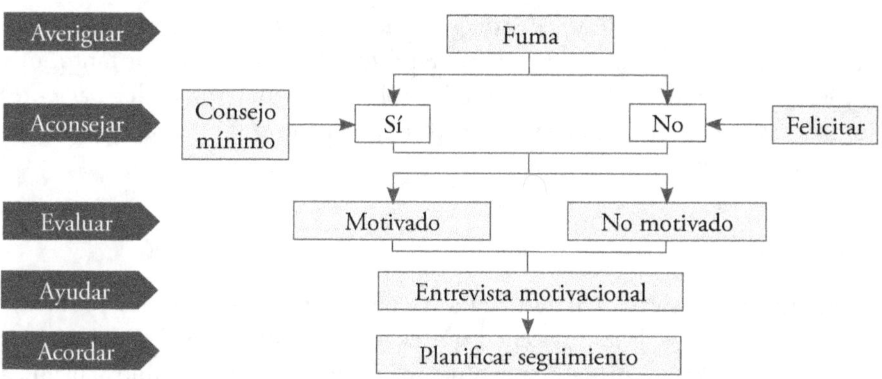

Algoritmo 1. Manejo clínico-terapéutico del fumador en el ámbito de la AP.

La eficacia de la intervención mínima aumenta cuando se aplica de forma sistematizada, pero se debe tener en cuenta en qué fase de abandono se encuentra el fumador. Estas fases de abandono fueron descritas por Prochaska y DiClemente en 1986. Son las etapas por las que cruza una persona en el proceso de cambio ante una conducta. Las personas que consiguen una mejora en sus

Tabla 2. Fases de abandono descritas por Prochaska y DiClemente y tipo de intervención		
Fases de abandono	*Actitud mental*	*Intervención*
Precontemplación	El paciente no ha considerado que tenga un problema o que necesite introducir un cambio en alguna conducta	Información y retroalimentación a fin de que pueda aumentar su conciencia del problema, y la percepción de los riesgos
Contemplación	Es una fase de ambivalencia, una vez que aparece la toma de conciencia del problema	Aplicar estrategias de la entrevista motivacional
Preparación	Cuando la balanza se inclina hacia el lado del cambio durante un tiempo, la persona toma la decisión	Aconsejar el recurso terapéutico más apropiado y establecer un seguimiento
Acción	Se lleva a cabo el proceso de cambio de la conducta	Terapia farmacológica y apoyo psicológico
Mantenimiento	El reto consiste en mantener el cambio conseguido y prevenir la recaída	Evitar la desmoralización y continuar el cambio inicialmente planteado

estilos de vida pasan a través de una serie de estadios en la rueda del cambio. Cada estadio registra una actitud mental diferente y necesita, por tanto, una actuación profesional distinta (véase la tabla 2). La mayoría de los pacientes fumadores se encuentran en la fase de contemplación y la intervención deberá ir dirigida a la entrevista motivacional.

2.1   Entrevista motivacional

La entrevista motivacional ayudará a las personas a reconocer un problema concreto y a resolver la ambivalencia que existe en su actitud. Se logrará muchas veces que la persona fumadora evolucione en las fases del cambio y llegue a tomar la decisión de forma más temprana.

En la estrategia motivacional, el profesional no asume un rol autoritario ni de experto. La responsabilidad recae en manos del individuo. Las estrategias que se utilizan son más de persuasión y apoyo que coercitivas o de discusión. Las principales se muestran en la tabla 3.

3   Programa de deshabituación tabáquica

Aquellos pacientes que se encuentren en fase de acción deberán ser incluidos en un programa intensivo con visitas estandarizadas y con un seguimiento anual. Se concentrarán la mayoría de las visitas durante los tres primeros meses, ya que es cuando más peligro de recaída existe y es el período en que el paciente está con tratamiento farmacológico.

Tabla 3. Estrategias de la entrevista motivacional	
Estrategia	*Intervención*
Expresar empatía	Aceptar al paciente tal y como es
Crear la discrepancia	Enfrentar al paciente con la realidad, crear una disonancia cognitiva
Evitar la discusión	La discusión posiciona al paciente al otro lado de la balanza, crea resistencias, conductas defensivas
Dar un giro a las resistencias	Sugerir otros puntos de vista. Provocar que la persona encuentre soluciones
Fomentar la autoeficacia	El mensaje por transmitir es que el paciente puede hacerlo. No sólo puede, sino que debe, está en su mano y nadie lo hará por él. Aumentar la autoconfianza en el cambio

Tabla 4. Metaanálisis (2000)			
Tiempo total de contacto	*Número de grupos*	*Razón de posibilidades estimadas (IC del 95 %)*	*Tasas estimadas de abstinencia (IC del 95 %)*
Nada de tiempo	16	1,0	11,0
1-3 min	12	1,4 (1,1-1,8)	14,4 (11,3-17,5)
4-30 min	20	1,9 (1,5-2,3)	18,8 (15,6-22,0)
31-90 min	16	3,0 (2,3-3,8)	26,5 (21,5-31,4)
91-300 min	16	3,2 (2,3-4,6)	28,4 (21,3-35,5)
> 300 min	15	2,8 (2,0-3,9)	25,5 (19,2-31,7)

Efectividad y tasas de abstinencia estimadas para el tiempo total de contacto (n = 35 estudios).

La cantidad de visitas y la duración de éstas dependerán, fundamentalmente, de las necesidades del centro donde se trabaja, pero se deberán diseñar teniendo en cuenta la evidencia descrita en las tablas 4 y 5. Así pues, el tiempo de contacto acumulado en todas las visitas debería estar entre 90 y 300 minutos. En cuanto a la cantidad de visitas, los datos sugieren una relación de dosis-respuesta entre el número de sesiones y la efectividad del tratamiento.

Aunque estas intervenciones pueden producir un aumento en las tasas de abstinencia, también es cierto que pueden tener un alcance limitado y ser poco factibles en algunos contextos como en el ámbito de la AP. Por ello, los profesionales pueden vincular al paciente a otras opciones terapéuticas adi-

Tabla 5. Metaanálisis (2000)			
Número de sesiones	*Número de grupos*	*Razón de posibilidad estimada (IC del 95 %)*	*Tasas estimadas de abstinencia (IC del 95 %)*
0-1 sesiones	43	1,0	12,4
2-3 sesiones	17	1,4 (1,1-1,7)	16,3 (13,7-19,0)
4-8 sesiones	23	1,9 (1,6-2,2)	20,9 (18,1-23,6)
> 8 sesiones	51	2,3 (2,1-3,0)	24,7 (21,0-28,4)

Efectividad y tasas de abstinencia estimadas para el número de sesiones de tratamiento con contacto directo (n = 46 estudios).

cionales, como las líneas telefónicas de ayuda al fumador, las intervenciones informáticas o intercalar visitas presenciales con contactos telefónicos.

Los recursos mínimos necesarios para implementar un programa de deshabituación tabáquica intensivo en el centro de trabajo serán: *1)* recursos materiales (báscula, tallímetro, cooxímetro, tensiómetro y consulta), y *2)* recursos humanos (profesional formado en tabaquismo, personal administrativo).

Cada visita tendrá unos objetivos establecidos (véase la tabla 6) y la intervención, por tanto, será distinta en cada una de ellas.

Tabla 6. Intervención y objetivos terapéuticos en las visitas de un programa intensivo para dejar de fumar

Visita	*Objetivo*	*Intervención*
Previas a dejar de fumar	– Establecer fase de abandono – Determinar el nivel de dependencia y consumo, así como los factores facilitadores o de dificultad del paciente	– Historia clínica de tabaquismo (antecedentes, tabaquismo actual, intentos previos de abandono, tratamientos utilizados, motivos de recaídas, entorno fumador, apoyo social). – Estudio de la dependencia física (cuestionario de Fagerström) – Valoración motivacional (cuestionario de Richmond) – Cooximetría – Entrega de soporte escrito
Segunda visita (–7 días)	Determinar el día «D» (día 0)	– Información sobre el tratamiento, la ganancia de peso, la dependencia psicológica y el síndrome de abstinencia – Reforzar las motivaciones – Ofrecer recursos y estrategias para abordar los primeros días sin fumar
Visitas posteriores inmediatas	Mantener la abstinencia	– Técnicas conductuales y estrategias cognitivas para superar la dependencia psicológica, social y gestual a través de estrategias de afrontamiento – Felicitar – Medición cooximetría para validar abstinencia – Control de peso, tensión arterial y pulso
Visitas posteriores hasta el año de cesación	Mantener la abstinencia	– Igual que en la visita anterior – Reforzar y revisar beneficios de cesación – Prevención de recaídas

Tabla 7. Metaanálisis (2008)			
Medicación	*Número de grupos*	*Razón de posibilidades estimada (IC del 95 %)*	*Tasas estimadas de abstinencia (IC del 95 %)*
Placebo	80	1,0	13,8
MONOTERAPIAS			
Vareniclina (2 mg/día)	5	3,1 (2,5-3,8)	33,2 (28,9-37,8)
Espray nasal de nicotina	4	2,3 (1,7-3,0)	26,7 (21,5-32,7)
Parche de nicotina a dosis altas (> 25 mg) (duración estándar y larga duración)	4	2,3 (1,7-3,0)	26,5 (21,3-32,5)
Chicle de nicotina a largo plazo (> 14 semanas)	6	2,2 (1,5-3,2)	26,1 (19,7-33,6)
Vareniclina 1 mg/día	3	2,1 (1,5-3,0)	25,4 (19,6-32,2)
Inhalador de nicotina	6	2,1 (1,5-2,9)	24,8 (19,1-31,6)
Clonidina	3	2,1 (1,2-3,7)	25,0 (15,7-37,3)
Bupropión SR	26	2,0 (1,8-2,2)	24,2 (22,2-26,4)
Parche de nicotina (6-14 semanas)	32	1,9 (1,7-2,2)	23,4 (21,3-25,8)
Parche de nicotina a largo plazo (> 14 semanas)	10	1,9 (1,7-2,3)	23,7 (21,0-26,6)
Nortriptilina	5	1,8 (1,3-2,6)	25,5 (16,8-29,4)
Chicle de nicotina (6-14 semanas)	15	1,5 (1,2-1,7)	19,0 (16,5-21,9)
TERAPIAS COMBINADAS			
Parche (largo plazo: > 14 semanas + TSN [chicle o espray] a demanda)	3	3,6 (2,5-5,2)	36,5 (28,6-45,3)
Parche + bupropión SR	3	2,5 (1,9-3,4)	28,9 (23,5-35,1)
Parche + nortriptilina	2	2,3 (1,3-4,2)	27,3 (17,2-40,4)
Parche + inhalador de nicotina	2	2,2 (1,3-3,6)	25,8 (17,4-36,5)
Parche + antidepresivos de segunda generación (paroxetina, venlafaxina)	3	2,0 (1,2-3,4)	24,3 (16,1-35,0)

Eficacia y tasas de abstinencia de varias medicaciones y combinaciones de éstas, en comparación con el placebo seis meses después del abandono (n = 83 estudios).

4 Tratamientos farmacológicos

Se dispone de fármacos eficaces para el abandono del consumo de tabaco. Éstos deberán ser utilizados siempre que el paciente desee dejar de fumar. En la tabla 7 se muestra la relación entre las terapias existentes y su eficacia.

Se muestran con un nivel de evidencia A las terapias sustitutivas de nicotina y los fármacos bupropión y vareniclina. Por tanto, se tendrán en cuenta las posibles interacciones y la preferencia de los pacientes. Ello garantizará la buena adherencia al tratamiento y, por tanto, su eficacia.

Finalmente, se deberá tener especial cuidado con aquellas personas en situaciones especiales, como con patología psiquiátrica u otras drogodependencias activas, a las que se derivará a unidades especializadas de tabaquismo y se ofrecerá un abordaje multidisciplinar.

Recomendaciones prácticas

- Es esencial que todo el personal sanitario que trabaja en el ámbito de la AP identifique y documente en la historia clínica y de forma sistematizada la condición de fumador de todos los pacientes que visita, y que aplique aquellas intervenciones más idóneas en todos ellos.

- Se debe alentar a todos los fumadores que estén decididos a hacer un intento para el abandono del tabaco a que utilicen tratamientos farmacológicos y de asesoramiento que se muestran eficaces según las guías clínicas.

- El tratamiento breve del tabaquismo es eficaz y el personal sanitario debe aplicarlo siempre a todos los fumadores.

- El asesoramiento y la medicación son eficaces cuando se utilizan de forma aislada para tratar la dependencia del tabaco.

- Los tratamientos del tabaquismo son eficaces y más coste-efectivos que otras intervenciones de prevención secundaria.

Bibliografía

1. Critchley J, Capewell S. Smoking cessation for the secondary prevention of coronary heart disease. Cochrane Database Syst Rev. 2004: CD003041.

2. Fiore MC, Jaén CR, Baker TB, *et al.* Treating tobacco use and dependence: 2008 Update. Clinical Practice Guideline. Rockville, MD: US Department of Health

and Human Services. Public Health Service. May 2008. Traducción al español: Guía de tratamiento del tabaquismo. Jiménez CA, Jaén CR, coordinadores de la traducción. Sociedad Española de Neumología y Cirugía Torácica. SEPAR. Mayo 2010.

3. Jiménez CA, de Granada JI, Solano S, *et al.* Recomendaciones para el tratamiento del tabaquismo. Arch Bronconeumol. 2003; 39 (11): 514-23.

4. Prochaska JO, DiClemente CC. Stages and process of self change of smoking: toward an integrative model of change. J Consult Clin Psychol. 1983; 51: 390-5.

5. Rice VH, Stead LF. Intervenciones de enfermería para el abandono del hábito de fumar (revisión Cochrane traducida). En: La Biblioteca Cochrane Plus, 2006. Número 3. Oxford: Update software. Disponible en: http://www.update-software.com (traducida de The Cochrane Library, 2006 Issue 3. Chichester, UK: John Wiley & Sons, Ltd).

6. Rodríguez R, Bueno A, Espigares M, *et al.* Morbilidad y años potenciales de vida perdidos atribuibles al tabaco. Med Clin (Barc). 1997; 108: 121-7.

7. Rothemich SF, Woolf, SH, Johnson, RE, *et al.* Effect on cessation counseling of documenting smoking status as a routine vital sign: An ACORN study. Ann Fam Med. 2008; 6: 60-8.

8. Torrecilla M, Domínguez F, *et al.* Recomendaciones en el abordaje diagnóstico y terapéutico del fumador. Documento de consenso. Aten Primaria. 2002. 30 de septiembre. 30 (5): 310-7.

9. US Department of Health and Human Services. The health consequences of smoking: A report of the surgeon general. Atlanta, GA, US Department of Health and Human Services, Centers or Disease Control and Prevention, National Center for Chronic Disease Prevention and Health Promotion, Office on Smoking and Health, 2004.

10. World Health Organization. European partnership to reduce tobacco dependence. WHO Evidence based recommendations on the treatment tobacco dependence. Copenhagen; 2001.

Capítulo 12

Pautas de actuación del personal de enfermería de atención primaria para pacientes respiratorios

P. Valverde Trillo

Sinopsis

El personal de enfermería en atención primaria (AP) es un elemento clave como punto de referencia para el paciente y su familia, ya que proporciona cuidados y asegura el correcto seguimiento y tratamiento de su enfermedad.

Una de sus funciones en AP es la atención a la patología crónica, por lo cual desempeña un papel fundamental en la atención a los pacientes respiratorios.

Tras las revisiones realizadas para buscar evidencias sobre las estrategias más adecuadas con el fin de mejorar el control de las enfermedades crónicas, las conclusiones son: un equipo asistencial preparado y proactivo y pacientes que entienden el proceso de su enfermedad y saben cuál es su responsabilidad diaria en el autocuidado.

Una vez identificados los factores sobre los que puede influir el personal de enfermería, se constituirá un «plan de cuidados» individualizado, estructurado y diseñado para optimizar la autonomía del paciente, así como su rendimiento físico y social.

Los cuidados de enfermería aplicados al paciente respiratorio son un conjunto de procedimientos cuyo objetivo es la prevención de la morbilidad y sus secuelas, así como proporcionar información para reforzar y mantener la capacidad de decisión de los individuos y la conservación de la energía empleada por todas las personas involucradas en los cuidados: pacientes y familias.

1 Pautas de actuación para la atención de pacientes con enfermedad pulmonar obstructiva crónica (EPOC)

1.1 Identificación de pacientes de riesgo

- Investigar sobre el hábito tabáquico: presencia o ausencia de consumo; exposición al humo del tabaco; número de cigarrillos/día; número de años de consumo y paquetes/año; fase de estadio de cambio e intervención breve.

- Realizar una espirometría de cribado a las personas mayores de 40 años con historia acumulada de tabaquismo (10 paquetes/año) y con síntomas sugestivos de EPOC.

1.2 Diagnóstico y exploraciones complementarias

- Espirometría forzada con prueba broncodilatadora.

- Registrar el índice de masa corporal (IMC) y el grado de disnea (escala BMRC).

1.3 Seguimiento del paciente con EPOC estable

- Realizar el plan de cuidados de enfermería estandarizado (véase la tabla 1).

- Programa de educación al paciente con EPOC: visita inicial.

  - Educar sobre los conocimientos básicos de la enfermedad:

    - Anatomofisiología del pulmón y de la función respiratoria.
    - Conocimiento básico del proceso natural de la EPOC: causas, consecuencias y clínica.
    - Explicar cuáles son los factores de riesgo que influyen negativamente en la evolución de la enfermedad, fundamentalmente, el consumo de tabaco.

  - Investigar hábito tabáquico e intervención breve en tabaquismo en cada visita:

    - Consejo antitabáquico en cada visita.
    - Información sobre los efectos nocivos del tabaco, los beneficios de su abandono y entrega de información escrita.
    - Se ofrecerá intervención intensiva a los fumadores que quieran dejar de fumar y se encuentren en fase de preparación.

                                                                 P. Valverde Trillo

– Explicar los signos de alarma y cómo actuar en caso de empeoramiento de la enfermedad:

- Aumento de la disnea.
- Aumento de las secreciones o cambio de color.
- Aparición de edemas en los pies.
- Dolor en un costado.
- Fiebre.
- Somnolencia.

Tabla 1. **Plan de cuidados de enfermería estandarizado en pacientes con EPOC**

Diagnósticos más frecuentes en pacientes con EPOC
Clasificación NANDA (North American Nursing Diagnosis Association)

00078 Manejo inefectivo del régimen terapéutico	00126 Conocimientos deficientes
	00070 Deterioro de la adaptación
00079 Incumplimiento del tratamiento	00146 Ansiedad
00031 Limpieza ineficaz de las vías aéreas	00120 Baja autoestima situacional
00092 Intolerancia a la actividad	00148 Temor
00052 Deterioro de la interacción social	00032 Patrón respiratorio ineficaz
00069 Afrontamiento inefectivo	00147 Ansiedad ante la muerte

Criterios de resultados
Clasificación NOC (Nursing Outcomes Classification)

1824 Conocimiento: cuidados en la enfermedad	2004 Forma física
	0002 Conservación de la energía
1808 Conocimiento: medicación	1302 Superación de problemas
1811 Conocimiento: actividad prescrita	2002 Bienestar
1609 Conducta terapéutica	1205 Autoestima
1902 Control del riesgo	1305 Adaptación psicosocial: cambio de vida
0402 Estado respiratorio: intercambio gaseoso	1302 Superación de problemas (afrontamiento)
0401 Estado respiratorio: permeabilidad de las vías respiratorias	

Intervenciones
Clasificación NIC (Nursing Intervenciones de Enfermería)

5602 Enseñanza: proceso de enfermedad	3320 Oxigenoterapia
5616 Enseñanza: medicamentos prescritos	3350 Control y seguimiento respiratorio
7400 Guía del sistema sanitario	5820 Disminución de la ansiedad
4420 Acuerdo con el paciente	3230 Fisioterapia respiratoria
4360 Modificación de la conducta	0200 Fomento del ejercicio
4490 Ayuda para dejar de fumar	0180 Manejo de la energía
6610 Identificación de riesgos	1800 Ayuda con los autocuidados
3390 Ayuda a la ventilación	5440 Estimulación de sistemas de apoyo

– Valoración del aspecto nutricional:

- Monitorizar periódicamente el IMC al menos una vez al año en EPOC leve o moderada y al menos dos veces al año en EPOC grave o muy grave. El IMC debe estar entre 22 y 27, ya que el bajo peso se asocia con deterioro de la función pulmonar.
- Tomar comidas ligeras y poco abundantes (6 veces al día).
- Recomendar 30 minutos de reposo antes de las comidas y limpieza de secreciones.
- Evitar digestiones pesadas, alimentos flatulentos (col, coliflor, etc.) y aumentar la ingesta de calcio (leche y derivados) si está tomando corticoides.
- Efectuar una ingesta de 1,5 l/día de agua para mantener una hidratación adecuada.
- Recomendar un consumo moderado del alcohol, ya que la ingesta excesiva puede afectar a la función respiratoria. Evitar tomarlo por la noche.
- Medidas para prevenir el estreñimiento.

– Revisión del tratamiento y valoración de la técnica inhalatoria en cada visita:

- Adiestramiento en la técnica de inhalación: explicación de la técnica de utilización del dispositivo, demostración práctica y, finalmente, práctica con dispositivos placebo hasta asegurarse el manejo adecuado con valoración periódica de errores.
- Mantenimiento de los inhaladores: limpieza, etc.
- Orden adecuado de utilización: primero los broncodilatadores y después los antiinflamatorios.
- Inhaladores de rescate: informar sobre su utilización adecuada.
- Explicar los efectos secundarios de los agonistas β_2: temblores, taquicardia, etc.
- Explicar los efectos secundarios de los corticoides: candidiasis, afonía, etc.
- Recomendar medidas para evitar secundarismos: enjuagues, etc.

– Medidas preventivas y de evitación de desencadenantes:

- Temperatura: la ideal en la vivienda es 18-21 °C. Evitar los cambios bruscos de temperatura y la exposición a corrientes de aire frío.

- Humedad: la ideal está entre el 50-60 %. Poner recipientes con agua en los radiadores, hacer vahos o usar humidificadores.
- Ventilación: es útil para renovar el aire ambiental, pero deben evitarse las corrientes de aire.
- Agentes irritantes que evitar:

  · Humo: abandono del tabaco y no fumar delante del paciente. Evitar el humo de la cocina, especialmente de los fritos.
  · Polvo: el paciente debe protegerse ante la exposición a éste. Para la limpieza de la casa es preferible usar el aspirador a la escoba; también conviene utilizar un paño húmedo para quitar el polvo de las superficies, así como evitar las alfombras, moquetas o tapicerías.
  · Contaminación atmosférica.
  · Niebla.
  · Pulverizadores insecticidas o ambientadores de olor fuerte.

— Recomendación de la práctica de ejercicio físico:

- Ejercicio aeróbico de baja intensidad que debe practicarse de 2 a 3 veces por semana, con una duración de 20-30 minutos. La intensidad dependerá de la motivación del paciente y de la tolerancia a la disnea. Caminar es lo más recomendado. El ejercicio ligero con pesas se recomienda para fortalecer extremidades superiores y así disminuir la disnea de actividades cotidianas.
- La rehabilitación respiratoria debe ofrecerse a todos los pacientes con EPOC que presenten síntomas limitadores de sus actividades cotidianas.

Tabla 2. **Actividades de enfermería en pacientes con oxigenoterapia**
Comprobar que el flujo que lleva el paciente es el indicado
Comprobar la saturación de oxígeno (S_pO_2) del paciente con y sin oxígeno (si es posible)
Investigar el cumplimiento del tratamiento (como mínimo 16 h/día)
Educar en su utilización en las actividades de la vida diaria (aseo, comida, esfuerzos)
Comprobar el estado de los accesorios:
— Limpieza (diaria con agua y jabón)
— Existencia de pliegues o fugas del sistema
— Conexiones y alargaderas (no más de 17 m)
— Comprobar la ubicación del aparato (lejos de fuentes de calor)

– Medidas de ahorro energético y de adaptación a las actividades de la vida cotidiana:

- Medidas de ahorro de energía ante la disnea al subir escaleras, comprar, cocinar, lavar platos, bañarse, vestirse, etc.
- Control de la respiración durante la actividad.
- Información y consejos sobre la actividad sexual.
- Información y consejos sobre el sueño.
- Técnicas de relajación.

– Revisión de la situación psicosocial:

- Dar soporte psicológico al paciente y a su familia.
- Ayudarle a aceptar sus limitaciones.
- Aumentar su autoestima.

Tabla 3. **Actividades de enfermería en pacientes con CPAP o ventilación mecánica a domicilio (VMD)**

Educación y adiestramiento del paciente y su familia sobre el manejo del ventilador

Valorar el cumplimiento (según la indicación)

Determinar la S_pO_2 en los pacientes con VMD llevando la ventilación

Comprobar el estado de los accesorios:
- Limpieza (diaria con agua y jabón de la mascarilla y la tubuladura)
- Existencia de fugas en el sistema
- Conexiones en el oxígeno

Comprobar los parámetros de CPAP o ventilación:

CPAP:
- Presión

Ventiladores de presión:
- Presión inspiratoria/espiratoria
- Frecuencia respiratoria
- Relación inspiración/espiración

Ventiladores de volumen:
- Volumen circulante
- Frecuencia respiratoria
- Relación inspiración/espiración
- Volumen espirado

<table>
<tr><td>Tabla 4. Actividades de enfermería de seguimiento en el domicilio del paciente con EPOC</td></tr>
<tr><td>Programa de educación sanitaria (véase el programa). En cada visita, consejo antitabaco y repaso de la técnica inhalatoria</td></tr>
<tr><td>Toma de constantes vitales: tensión arterial, frecuencia cardíaca y respiratoria, temperatura axilar, peso, talla e IMC</td></tr>
<tr><td>Registro de pulsioximetría</td></tr>
<tr><td>Exploración física básica</td></tr>
<tr><td>Evaluación de los criterios de gravedad de la exacerbación de la EPOC</td></tr>
<tr><td>Revisión de aparatos: oxigenoterapia, CPAP y ventilación</td></tr>
</table>

- Potenciar su integración social.
- Valorar las necesidades sociosanitarias informando al trabajador social.

— Adiestramiento específico de cómo utilizar y mantener en buen estado los aparatos de oxigenoterapia (véase la tabla 2), presión continua positiva en la vía aérea (CPAP) y ventilación (véase la tabla 3).

— Recomendación de la vacunación antigripal anualmente, y de la vacunación antineumocócica en determinadas situaciones (EPOC grave y muy grave).

— Disposición de los pacientes con EPOC de un informe clínico o carné de la EPOC donde estuvieran reflejadas las principales características de su enfermedad para la atención del equipo multidisciplinar y entre los diferentes niveles asistenciales.

— Inclusión del paciente en el programa de visita domiciliaria, en caso de gravedad de la enfermedad, edad avanzada, comorbilidad o períodos de inestabilidad. Las actividades de seguimiento en el domicilio del paciente con EPOC están descritas en la tabla 4.

• Programa de educación al paciente con EPOC: visita de seguimiento.

   — Investigar hábito tabáquico e intervención breve en tabaquismo.
   — Repaso de la técnica de inhalación.
   — Adiestramiento específico de cómo utilizar y mantener en buen estado los aparatos de oxigenoterapia (véase la tabla 2), CPAP y ventilación (véase la tabla 3).
   — Investigar dudas aparecidas desde la visita anterior.

2   Pautas de actuación para la atención de pacientes con asma

2.1   *Realización de pruebas complementarias*

- Espirometría forzada con prueba broncodilatadora.

- Adiestrar al paciente en el manejo y mantenimiento del medidor de flujo espiratorio máximo (MFEM) o *peak flow meter*. Debe disponerse de MFEM en la consulta, tanto para realizar una medición *in situ* como para poder ofrecérselo al paciente y que él realice en casa un registro diario del FEM (RDFEM).

2.2   *Seguimiento del paciente con asma*

- Realizar el plan de cuidados de enfermería estandarizado (véase la tabla 5).

- Programa de educación al paciente con asma: primera visita.

    - Aportar información general sobre la naturaleza del asma, su carácter de enfermedad crónica y la necesidad de tratamiento continuo, aunque no se padezcan molestias. Dar a conocer las diferencias que existen entre inflamación y broncoconstricción. Enseñar a reconocer los síntomas de la enfermedad.
    - Proponer medidas de control ambiental e identificar y evitar, en lo posible, los desencadenantes:

        - Consejo antitabaco: recomendar el abandono del hábito tabáquico y evitar la exposición pasiva al humo del tabaco.
        - Evitar los fármacos β-bloqueantes, aspirina y antiinflamatorios no esteroideos.
        - Buena ventilación del dormitorio.
        - Evitar la contaminación.
        - Evitar cambios bruscos de temperatura.
        - Evitar irritantes (algunos productos de limpieza como la lejía).
        - Evitar aerosoles y colonias.
        - Evitar infecciones.

    - Usar correctamente los inhaladores; para ello, deberá explicarse la técnica de utilización del dispositivo mediante información escrita y demostración práctica con dispositivos de placebo hasta asegurar el manejo adecuado. Realizar periódicamente valoración de errores de la técnica de inhalación.

Tabla 5. **Plan de cuidados de enfermería estandarizado en asma**	
Diagnósticos más frecuentes en pacientes con asma *Clasificación NANDA (North American Nursing Diagnosis Association)*	
00069 Afrontamiento inefectivo 00078 Manejo inefectivo del régimen terapéutico 00126 Conocimientos deficientes (asma)	00148 Temor 00120 Baja autoestima situacional 00061 Cansancio en el desempeño del rol de cuidador
Criterios de resultados *Clasificación NOC (Nursing Outcomes Classification)*	
1302 Superación de problemas 1704 Creencias sobre la salud: percepción de amenaza 1300 Aceptación del estado de salud 1601 Conducta de cumplimiento 1702 Creencias sobre la salud: percepción de control 1906 Control del riesgo: consumo de tabaco 1803 Conocimiento: proceso de la enfermedad	1805 Conocimiento: conducta sanitaria 1808 Conocimiento: medicación 1806 Conocimiento: recursos sanitarios 1404 Autocontrol del miedo 1504 Soporte social 1205 Autoestima 2508 Bienestar del cuidador principal 2202 Preparación del cuidador familiar domiciliario
Intervenciones *Clasificación NIC (Nursing Intervenciones de Enfermería)*	
5230 Aumentar el afrontamiento 5400 Potenciar la autoestima 4700 Reestructuración cognitiva 4360 Modificación de la conducta 4490 Ayuda para dejar de fumar 4360 Modificación de la conducta 4480 Facilitar la autorresponsabilidad 5602 Enseñanza sobre el proceso de la enfermedad (asma) 5616 Enseñanza: medicamentos prescritos	5618 Enseñanza: procedimiento/tratamiento 5520 Facilitar el aprendizaje 5440 Aumento de los sistemas de apoyo 5820 Disminución de la ansiedad 5270 Apoyo emocional 5370 Potenciación de roles 5240 Asesoramiento 7040 Apoyo al cuidador principal

- Programa de educación al paciente con asma: segunda visita.

  - Valorar la evolución del paciente: síntomas, alteraciones del sueño por asma, consumo de medicación de rescate y efectos adversos de la medicación.
  - Aportar información sobre el uso y la utilidad de los medicamentos. Diferenciar los fármacos «controladores» de la inflamación de los «aliviadores» de la obstrucción.

– Supervisar la técnica inhalatoria.
– Monitorizar los síntomas y aportar información sobre manejo, uso y utilidad de MFEM. Medir FEM en consulta.
– Reconocer los signos y síntomas de agravamiento de la enfermedad. Saber cuándo es necesario acudir a urgencias:

  - Ataque repentino de asma.
  - No respuesta a medicación con efecto rescate.
  - Disnea de mínimo esfuerzo (con el habla).
  - Desmayo, miedo con sensación de muerte inminente.
  - Una caída en el FEM a menos del 30 % del teórico, o bien a un valor inferior a 150-200 lpm.
  - Frecuencia respiratoria > 35 rpm.
  - Frecuencia cardíaca > 120 latidos por minuto.

– Autocontrol de la enfermedad: actuar ante un deterioro de la dolencia para prevenir la crisis o la exacerbación. Los pacientes incorporados a un plan de acción de autocontrol podrán modificar su terapia, en caso de descompensación de su asma, siguiendo las instrucciones de la tarjeta que les ha confeccionado su médico. En la tarjeta se anota, para cada paciente, el nivel de gravedad según los síntomas y su FEM, con el tratamiento y las actuaciones indicadas en cada caso; de este modo, el paciente sabe qué ha de hacer en cada momento y puede actuar precozmente ante un deterioro del asma.
– Programar visitas de seguimiento cada tres meses si se toma medicación de base y solicitar que acudan con el diario de síntomas, dispositivo de

Tabla 6. Consejos para mejorar la higiene del sueño
Vaya a dormir sólo cuando tenga sueño
Si no se duerme en 20 minutos, levántese y haga algo aburrido hasta tener sueño
No duerma siestas largas (más de 30 minutos)
Intente acostarse siempre a la misma hora. Desarrolle rituales para ir a dormir
Evite ejercicio intenso en las horas previas a irse a dormir
Use la cama sólo para dormir o practicar sexo. Evite tener televisor en el dormitorio
Evite la ingesta de cafeína, nicotina o alcohol al menos 4-6 horas antes de ir a dormir
Procure que el dormitorio sea silencioso y confortable
Use la luz del sol y la actividad física para sincronizar el reloj biológico

inhalación y MFEM propios. Evaluar la técnica inhalatoria y la evitación de desencadenantes. En los pacientes estables debe realizarse una revisión anual que incluirá espirometría.

3   Pautas de actuación para la atención de pacientes con síndrome de apneas-hipopneas durante el sueño (SAHS)

3.1   *Detección de pacientes*

El papel del personal médico y de enfermería de AP es fundamental para identificar pacientes con sospecha de SAHS, basándose en preguntas clave (ronquidos, apneas presenciadas e hipersomnia) y anamnesis y exploración física básica (personal médico y de enfermería).

3.2   *Derivación protocolizada a unidades del sueño para confirmar el diagnóstico*

Los pacientes identificados en AP con sospecha de SAHS deben ser remitidos bien al especialista de referencia, bien a la unidad del sueño, si no a ambos. Se debe derivar de forma preferente a los pacientes con sospecha de SAHS y riesgo de consecuencias graves para su salud o cuando pueda además existir riesgo para otras personas, como en los casos de profesiones de riesgo con somnolencia (conductores, etc.). El resto de los pacientes se derivarán con carácter ordinario.

3.3   *Información al paciente sobre el consejo dietético y tratamiento general*

- Higiene del sueño: consejos para el paciente (véase la tabla 6).
- Consejo dietético y tratamiento general.
- Obesidad: reducir el peso mejora la oxigenación nocturna y disminuye el número de trastornos respiratorios durante el sueño.
- Alcohol: su ingesta antes de dormir ocasiona una relajación excesiva y la lengua puede caer hacia atrás, invadir la faringe y obstruirla.
- Tabaco: como irritante puede inflamar la vía aérea y aumentar su resistencia al paso del aire.
- Fármacos: los inductores del sueño, tipo benzodiacepinas y β-bloqueantes, producen una disminución de la respuesta ventilatoria.

Tabla 7. Efectos secundarios del tratamiento con CPAP y procedimientos que se deben seguir	
Congestión/obstrucción nasal	Descongestionantes, suero fisiológico o corticoides nasales. Suele ceder espontáneamente
Irritación cutánea	Protección local; cambio de mascarilla
Sequedad faríngea	Hidratación; humidificación. Suele ceder espontáneamente
Ruido	Poner generador en el suelo; evitar fugas
Conjuntivitis	Ajuste de mascarilla
Cefalea	Suele desaparecer con el tiempo. Analgésicos antes de acostarse
Epistaxis	Humidificación y ajuste de temperatura ambiente. Evaluación otorrinolaringológica si persiste
Frío	Aumentar temperatura ambiente; humidificador-calentador
Insomnio	Favorecer la adaptación progresiva. Rampa de presión
Aerofagia	Poco frecuente. Suele desaparecer con la adaptación. Elevar cabecera de la cama
Claustrofobia	Soporte psicológico y adaptación progresiva

- Hipotiroidismo: se asocia a mayor prevalencia de SAHS.
- Posición corporal: evitar la posición de decúbito supino ya que empeora el SAHS.

3.4 Seguimiento de enfermería de los pacientes con CPAP en AP

El personal médico y de enfermería de AP debe realizar el seguimiento de los pacientes con SAHS, tanto en su tratamiento higiénico-dietético como controlando una correcta utilización de la CPAP.

- Actividades de enfermería de seguimiento en AP:

  - Eficacia del tratamiento: desaparición de síntomas del SAHS. Valorar eficacia: 1 = gran mejoría; 2 = mejoría notoria; 3 = mejoría parcial, y 4 = no mejoría o empeoramiento.
  - Escala de somnolencia.
  - Calidad de sueño: 1 = mejor; 2 = igual, y 3 = peor.
  - Cumplimiento del tratamiento: según el paciente (subjetivo), y obtenido mediante contador horario que todas las CPAP poseen (objetivo).

- Comprobación del estado del equipo de CPAP (medición de la presión en la mascarilla) y de cómo el paciente lo maneja adecuadamente.
- Valoración de los efectos secundarios: observar la tolerancia al sistema y a la mascarilla. Es frecuente la aparición de efectos secundarios en las primeras semanas de uso. Los más habituales se recogen en la tabla 7.
- Nueva derivación a la unidad del sueño: cuando persista la somnolencia a pesar de ser buenos cumplidores del tratamiento con CPAP; cuando haya incumplimiento reiterado del tratamiento; si se presentan efectos secundarios no tolerables.
- Recordar siempre al paciente que debe adquirir una buena higiene del sueño, un buen control de peso y, en general, unos buenos hábitos de vida.

Recomendaciones prácticas

- En cada visita al paciente con EPOC, el personal de enfermería ha de realizar el consejo antitabaco, la revisión de la técnica inhalatoria y la promoción sobre el ejercicio físico, y valorar el cumplimiento terapéutico.

- Los pacientes con EPOC deberían disponer de un informe clínico o carné de la EPOC donde estuvieran reflejadas las principales características de su enfermedad, documento de utilidad en la atención del equipo multidisciplinar y entre los diferentes niveles asistenciales.

- La educación del paciente con asma bronquial constituye uno de los pilares del tratamiento que se debe realizar en todas las visitas de seguimiento clínico y por todo el personal sanitario implicado en su cuidado.

- En los asmáticos, los programas educativos que incluyen automonitorización de la función pulmonar, plan de acción escrito individualizado y un examen médico regular producen mejoras clínicas importantes, por lo que se reduce la proporción de pacientes que utilizan los servicios sanitarios, las molestias nocturnas y el absentismo en el trabajo.

- El personal médico y de enfermería de AP desempeña un papel determinante en la identificación de los pacientes con sospecha clínica de SAHS y en su seguimiento.

Bibliografía

1. ACCP/AACVPR. Pulmonary Rehabilitation Guidelines Panel. Pulmonary rehabilitation. Joint ACCP/AACVPR Evidence-Based Guidelines. Chest. 1997; 112: 1363-96.

2. Calle M, Lobo MA, Marzo M, *et al.* Atención integral al paciente con enfermedad pulmonar obstructiva crónica (EPOC) desde la atención primaria a la especializada. Guía de práctica clínica 2010. Sociedad Española de Medicina de Familia y Comunitaria (SEMFYC) y Sociedad Española de Neumología y Cirugía Torácica (SEPAR). Barcelona; 2010.

3. Durán J, *et al.* Consenso Nacional sobre el síndrome de apneas-hipopneas del sueño. Arch Bronconeumol. 2005. Volumen 41/ Extraordinario 4, 2005.

4. Effing T, Monninkhof EM, Van Der Valk PD, *et al.* Self-management education for patients with chronic obstructive pulmonary disease. Cochrane Database Syst Rev. 2007; (4): CD002990.

5. GEMA 2009. Guía Española para el Manejo del Asma. Área de Asma de SEPAR. Disponible en: http://www.gemasma.com.

6. GINA 2006. Global Initiative for Asthma. Global strategy for asthma management and prevention NHLBI/WHO workshop report. 2006. Disponible en: http://www.ginasthma.com.

7. Martínez MA, Durán J, *et al.* Apnea del sueño en atención primaria. Respira. Fundación española del pulmón. SEPAR. 2009.

8. NANDA, Diagnósticos enfermeros, definición y clasificación 2005-2006. Madrid: Elsevier; 2006.

9. Peces-Barba G, Barberá JA, Agustí A, *et al.* Guía clínica SEPAR-ALAT de diagnóstico y tratamiento de la EPOC. Arch Bronconeumol. 2008; 44 (5): 271-81.

10. Turnock AC, Walters EH, Walters JAE, Wood-Baker R. Planes de acción para la enfermedad pulmonar obstructiva crónica (revisión Cochrane traducida). En: La Biblioteca Cochrane Plus, 2006, número 2. Oxford: Update Software Ltd. Disponible en: http://www.update-software.com (traducida de The Cochrane Library, 2006 Issue 2. Chichester, UK: John Wiley & Sons, Ltd).

Capítulo 13

Coordinación entre la medicina de atención primaria y la especializada. Circuitos asistenciales compartidos para la atención de pacientes con EPOC y asma

M.ª A. LLAUGER ROSSELLÓ

Sinopsis

La atención a las enfermedades respiratorias crónicas prevalentes, especialmente asma y enfermedad pulmonar obstructiva crónica (EPOC), necesita de un enfoque multidisciplinar que asegure la continuidad asistencial. Para romper las barreras existentes entre los diferentes ámbitos asistenciales, en una orientación a las necesidades de los pacientes y a la calidad de los procesos, se requiere un liderazgo compartido entre todos los participantes. Elementos como la redefinición de roles profesionales, la formación orientada a criterios y protocolos comunes, las acciones dirigidas a los pacientes y sus cuidadores, la definición de objetivos compartidos, los planes de calidad, la utilización de las nuevas tecnologías y las evaluaciones son imprescindibles para diseñar propuestas de integración asistencial. Algunas experiencias son la participación de profesionales de enlace, las consultorías o los procesos asistenciales territoriales.

1 La coordinación y la integración asistencial: dos grandes paradigmas

El contexto económico, social y sanitario, cada vez más dinámico y complejo, hace necesario avanzar en la organización de la atención a los problemas crónicos de salud con una visión más flexible de las estructuras organizativas y de los roles profesionales, para garantizar la calidad de la atención y la equidad de acceso a la estructura sanitaria.

Conseguir la continuidad asistencial y la coordinación entre niveles asistenciales se ha convertido en un eje clave de la política sanitaria, y es fundamental para asegurar la utilización adecuada de los recursos sanitarios y un servicio de calidad que responda a las necesidades de los pacientes.

Por el contrario, una fragmentación entre niveles y una coordinación insuficiente entre la atención primaria (AP) y la atención especializada (AE) pueden generar discontinuidad en la atención a los procesos, duplicidad de pruebas (algunas de ellas con posible riesgo asociado), retraso en el diagnóstico o en la identificación de complicaciones, demoras en la atención en un segundo nivel, polimedicación (con riesgos de efectos secundarios e interacciones medicamentosas) y, finalmente, falta de un enfoque integral del paciente y todos sus problemas de salud.

En este marco, la coordinación, entendida como una armonización de resultados o medidas interdependientes dirigidas a conseguir objetivos superiores, significa que las decisiones se realizan de una forma razonada, deseable y relacionándolas mutuamente. Así, el concepto de «coordinación» adquiere el sentido de «orquestación» o «equilibrio» entre partes, y es un paso previo a la integración, entendida como la combinación de las partes en un sistema de trabajo conjunto. El Departamento de Salud de Cataluña, en su «Plan estratégico actual sobre la ordenación de la atención especializada», identificó una serie de motivos por los que la integración asistencial es necesaria:

- Cambio importante en el perfil epidemiológico de las enfermedades, con gran peso de las enfermedades crónicas, en las que los aspectos psicosociales tienen, además, una gran influencia.
- Aumento de la comorbilidad, a causa de una población cada vez más envejecida y con más enfermedades crónicas.
- Avances científicos y tecnológicos en todas las áreas de la salud, con gran potencial diagnóstico y terapéutico, pero también con riesgos potenciales que es preciso valorar de forma global.
- Necesidad de garantizar una unidad de criterio ante alternativas en situaciones de incertidumbre.
- Avances en las competencias y habilidades de los profesionales que trabajan en AP, con gran capacidad resolutiva.

Al mismo tiempo, la constelación de distintos «actores» en la atención a los procesos crónicos es amplia y diversa, y abarca desde diferentes perfiles profesionales (personal de enfermería, de medicina de diferentes especialidades, de rehabilitación y fisioterapia, de farmacia, de trabajo social, de psicología, etc.) hasta el propio paciente, sus cuidadores y las redes sociales de soporte. La integración significa compartir objetivos comunes y precisa de elementos como liderazgos clínicos claros, una gestión en el territorio y un trabajo multidisciplinar para mejorar la resolución.

Los modelos de asistencia integrada responden al hecho de que las enfermedades crónicas no se suelen poder tratar de manera aislada. Es habitual que los pacientes sufran diversas enfermedades y afecciones crónicas simultáneamente y que requieran la atención de diferentes profesionales sanitarios. Estos modelos organizan el tratamiento y la prevención de manera que se mejore la integración de todos los servicios asistenciales. Como ejemplos, en Europa encontramos la introducción de la gestión de pacientes del National Health Service de Reino Unido y de algunos proyectos piloto en España de organizaciones sanitarias integrales.

Por todo ello, tiene sentido plantearse cómo debiera entenderse la atención a las enfermedades crónicas respiratorias, algunas de ellas con gran prevalencia y morbilidad, con los objetivos siguientes:

- Mejorar la calidad, la adecuación y la eficiencia y desarrollar la capacidad resolutiva de los profesionales de AP y el potencial de soporte de los de AE, a través de estructuras que aporten calidad y competencia.
- Trabajar para la verdadera integración y continuidad asistencial, favoreciendo la proximidad entre la AP y la AE, así como la comunicación entre profesionales y entre organizaciones.
- Conseguir la equidad y accesibilidad en los servicios para dar respuestas óptimas a las personas afectadas por estas enfermedades e incidir en la ordenación de los flujos, la organización del proceso asistencial y reducir los tiempos de espera perjudiciales.

2 Elementos necesarios para una coordinación asistencial efectiva en la atención a las enfermedades crónicas

Excepto algunas experiencias puntuales exitosas, se han obtenido pocos logros en la coordinación entre AP y AE, y hay una comunicación poco fluida y adecuada, una deficiencia importante de información clínica compartida y pocas actuaciones consensuadas para procesos específicos. Esta situación influye en la percepción de los profesionales en forma de desánimo y desconfianza mutua, junto con cierta decepción al no poder influir de forma positiva en la organización del sistema sanitario. Un informe del Consejo de la Profesión Médica identifica las siguientes barreras para la continuidad asistencial:

– La sobrecarga asistencial: la elevada frecuentación tanto en la AP como en la AE, que reduce la accesibilidad, la eficiencia y produce desgaste profesional.

– El desconocimiento mutuo: falta de contacto; formación pre y posgrado, alejada de la AP; desorientación en relación con las áreas de conocimiento de cada uno.

– Una comunicación deficiente: a través de peticiones de interconsulta, sin informes bidireccionales, no protocolizada, sin facilitadores.

– La insuficiente estandarización y protocolización de los procesos.

– Algunas barreras del sistema, como la distancia física, las tecnologías de la información y comunicación (TIC) no compatibles y los roles no clarificados.

– Deficiencias en el sistema de trabajo.

El patrón de enfermedades está cambiando, pero los sistemas de atención a la salud no están evolucionando al mismo ritmo. En varios países han surgido distintos abordajes frente al problema de la «cronicidad». El enfoque más destacado es el «Modelo de Atención a Enfermedades Crónicas» o «Chronic Care Model» (CCM), iniciado, en la década de 1980, por Edward Wagner y asociados en el MacColl Institute for Healthcare Innovation de Seattle (EEUU) y del que existen evidencias de mejora de resultados en salud, al implantar las intervenciones de todos los elementos que lo componen de forma simultánea. También ha despertado gran interés el «modelo Kaiser» de asistencia integrada, basado en la organización Kaiser Permanent de asistencia gestionada de EEUU, en la que los profesionales de AP y secundaria coexisten dentro de un único grupo médico y comparten las mismas prioridades clínicas e incentivos económicos (pero, a la vez, esto tiene lugar en un entorno ferozmente competitivo entre organizaciones de asistencia gestionada y esa presión puede ser responsable de su alta eficiencia). Con la unión de médicos generalistas y especialistas en el mismo equipo, se obtiene una visión más integrada sobre las prioridades clínicas en las que se debe invertir, especialmente, si todos los médicos comparten los mismos incentivos económicos relacionados con su gestión de los recursos generales.

Este tipo de modelos identifican seis áreas clave: la comunidad, el apoyo en el autocuidado, el sistema sanitario, el diseño de la provisión de servicios, el apoyo en la toma de decisiones y los sistemas de información clínica. La atención a pacientes crónicos discurre en tres planos que se superponen: *1)* el conjunto de la comunidad, con sus políticas y múltiples recursos públicos y privados; *2)* el sistema de salud, con sus organizaciones proveedoras y esquemas de aseguramiento, y *3)* el nivel de la práctica clínica.

En España se publicó en 2011 un documento de consenso para la atención al paciente con enfermedades crónicas, que se define como una «expresión de la alianza de los profesionales con las administraciones sanitarias y los pacientes con el fin de afrontar los cambios necesarios en la organización del Sistema Nacional de Salud para adecuarlo a las necesidades de los pacientes con enfermedades crónicas». El documento pretende contribuir a sensibilizar a la población, a los profesionales y a las administraciones sanitarias, facilitar e impulsar las iniciativas de innovación que surgen en el ámbito de la microgestión para promover un sistema de atención basado en la atención integral, la continuidad asistencial y la intersectorialidad, para así reforzar el paradigma de un paciente informado, activo y comprometido que tome las riendas de su enfermedad.

A pesar de estas y otras iniciativas, existen unas dificultades de carácter institucional y organizativo que los responsables políticos deben tener en cuenta para afrontar las enfermedades crónicas de manera eficaz, que son: cómo promover el uso de dispositivos (médicos, diagnósticos, terapéuticos) de forma eficaz; el diseño de incentivos económicos adecuados; la mejora de la coordinación y la cooperación; el uso de las TIC, y el garantizar la evaluación. Al mismo tiempo, se podrían identificar unos factores clave de éxito o facilitadores del cambio, que se podrían resumir así:

- Definición clara de los roles profesionales y establecimiento de criterios de derivación comunes y compartidos.
- Disponibilidad de información clínica compartida entre la AP y los hospitales.
- Desarrollo e implantación de guías clínicas o protocolos comunes, y acceso protocolizado de la AP a las pruebas complementarias. Consultorías para los casos «fuera de protocolo».
- Liderazgo de los proyectos compartidos, con una clara voluntad por los responsables de los servicios tanto del hospital como de la AP, manteniendo una alta receptividad y comunicación entre ambos.

3 Los elementos de coordinación e integración en el caso de las enfermedades respiratorias crónicas

Las enfermedades respiratorias son un grupo de entidades muy prevalentes. Algunas de ellas, por su gravedad o singularidad, deben abordarse desde el ángulo de visión altamente especializada, como la hipertensión pulmonar o la fibrosis pulmonar (por poner algunos ejemplos). En el otro extremo, las virosis respiratorias, las neumonías adquiridas en la comunidad o las rinitis, por su elevada frecuencia y la necesidad de atención rápida, son atendidas en el seno de la AP, en la mayoría de los casos. Pero las enfermedades crónicas como el caso del asma y la EPOC representan ejemplos claros de una necesidad de planteamiento no por especialidad, sino por problema de salud o «transespecialidad». Son aquellos problemas de salud que cumplen algunos de los siguientes criterios: diferentes especialidades tienen competencia en el diagnóstico y tratamiento (con fronteras difusas entre el nivel de intervención de cada una); para una resolución efectiva se requiere la implicación de diversos profesionales y varios recursos asistenciales y sociales, y, finalmente, son patologías crónicas.

Los datos que muestra la epidemiología del asma y de la EPOC, tanto en España como en el resto de los países, indican que ambas son un problema de salud pública y, por tanto, de interés para profesionales de la salud, gestores sanitarios y la población. Prevalencias alrededor del 10 % para la EPOC y del 9 % para el asma sitúan estas dos enfermedades como objetivo indiscutible del sistema sanitario. Pero, más allá de la prevalencia, algunas características hacen que, además, ambas entidades sean objeto de una intervención coordinada o integrada:

- Ambas son enfermedades crónicas, aunque con un curso y un pronóstico a menudo diferente.
- Los estudios epidemiológicos señalan en ambos casos un infradiagnóstico superior al 70 %.
- El número de visitas por cualquiera de las dos enfermedades, tanto en el ámbito rural como urbano, y tanto en AP como en el hospital, es muy elevado y representa una proporción de visitas importantes.
- Los ingresos hospitalarios suponen un elevado coste y un riesgo de mortalidad.
- Por todos los aspectos anteriores, y junto al gasto farmacéutico, representan un impacto económico muy importante para el sistema sanitario.
- Su relación con el tabaco las hace susceptibles de intervenciones preventivas incisivas.
- Con frecuencia, y más especialmente en el caso de la EPOC, los pacientes presentan mucha comorbilidad, y pueden ser de especial complejidad.
- Resultados en salud «subóptimos» (en uso de espirometrías, control del asma, ingresos por EPOC, seguimiento de las recomendaciones, etc.).

Ante todo ello, resulta evidente la necesidad de superar la fragmentación de la atención y avanzar hacia modelos de gestión asistencial territorial, que implican:

- El diseño de procesos de intervención para los problemas de salud más prevalentes (asma y EPOC), a diferencia de la elaboración de protocolos únicamente de derivación.
- La compartición de información clínica mediante sistemas de información integrados o compatibles.
- La planificación del desplazamiento del especialista consultor del hospital a los centros de AP (CAP) del territorio de manera periódica, así como las rotaciones de los profesionales de AP en los servicios de neumología (urgencias, unidad de función pulmonar, consultas) para mejorar las habilidades y favorecer la continuidad.
- La gestión de la atención continuada, urgente y compleja dentro de cada territorio.
- La formación continuada para todos los profesionales del área de influencia.
- La investigación (proyectos compartidos, internivel).

A partir de todo lo comentado hasta aquí, los elementos que deben contemplarse en cualquier iniciativa o reordenación del manejo del asma y la EPOC, orientada a mejorar la continuidad asistencial, se describen a continuación.

- *Los profesionales.* Definir sus tareas, responsabilidades, roles y nuevos perfiles profesionales. Esto se traduce en definir los roles del personal de medicina de familia, de enfermería de AP, de neumología, de enfermería de neumología, de las unidades de función pulmonar y del personal de enlace cuando lo haya o se decida su incorporación (miembros del personal de enfermería a cargo de la gestión de casos complejos en AP, de pacientes respiratorios en el hospital, etc.). Todo ello sin olvidar la aportación necesaria de otros profesionales como los de medicina rehabilitadora, fisioterapia, trabajo social o farmacia.

- *Los servicios y propuestas de gestión.* En función del territorio, decidir si deben existir consultorios compartidos, unidades funcionales, o qué soporte da el servicio de neumología de un hospital a los equipos de AP de la zona. A partir de aquí, elaborar propuestas de gestión y organización, como las trayectorias o vías clínicas y los programas de gestión de enfermedades (PGE). Estos últimos mejoran la asistencia de las enfermedades crónicas y contienen los gastos, aunque faltan estudios rigurosos en las enfermedades respiratorias que muestren algún efecto en la disminución de la morbimortalidad; su característica es la focalización en la totalidad del proceso asistencial, gracias a que están basados en las evidencias científicas y cuentan con la participación del paciente.

- *El modelo asistencial.* Existen experiencias que se basan en modelos de integración territorial, y otras diseñadas en el seno de organizaciones sanitarias integrales que gestionan todos los ámbitos asistenciales (AP, hospital, servicios sociosanitarios y de rehabilitación). Los aspectos que deben definir estos programas son: identificar a la población diana; definir la estrategia de diagnóstico y codificación; elaborar la propuesta de objetivos territoriales (inversiones, incentivos, etc.); definir los roles profesionales y los dispositivos necesarios en cada territorio (profesionales de enlace, unidades funcionales, etc.); elaborar el mapa de proceso; desarrollar un plan de formación para profesionales, pacientes y cuidadores; elaborar el plan de TIC, y realizar la propuesta de evaluación.

- *Formación.* Entendida como gestión del conocimiento, con metodología colaborativa. Suele ser oportuno plantear la realización de sesiones clínicas conjuntas, de manera sistemática, entre los profesionales del hospital y de AP y planificar la formación continuada para todos los profesionales del área de influencia.

- *Guías de práctica clínica.* Basadas en la evidencia, pero sobre todo consensuadas en toda el área de trabajo conjunta, facilitando su integración en las estaciones de trabajo informatizadas. Existen ya algunas experiencias de guías incorporadas en la historia clínica informatizada, que representan una ayuda importante en el momento del acto asistencial y pueden homogenizar las actuaciones y mejorar la integración.

- *Los pacientes y los cuidadores.* Las iniciativas dirigidas a potenciar el autocuidado de los pacientes, grupos educativos y el soporte de los cuidadores son muy importantes. Son numerosas las experiencias (desde asociaciones de pacientes, grupos vinculados a dispositivos asistenciales, o el «Programa del Paciente Experto», en proceso de evaluación).

- *Las TIC.* Algunos ejemplos de ellas son: la historia clínica informatizada y compartida, con ayudas electrónicas en el momento del proceso asistencial; la telemedicina, con la incorporación de medida de peso o tensión arterial, o la posibilidad de transmitir resultados de espirometría desde el domicilio, y los centros de llamadas, que permiten realizar una vigilancia proactiva a pacientes frágiles.

- *Política sanitaria.* Planificación de inversiones, incentivos compartidos por todos los participantes en un proceso asistencial y políticas orientadas a propuestas de integración.

- *Evaluación.* Aspecto imprescindible y que permite la mejora de la calidad, así como el balance de objetivos.

Con estos elementos, en todas las estrategias de trabajo en asma y EPOC que pretendan diseñar un modelo de gestión asistencial territorial, deben tenerse en cuenta una serie de aspectos esenciales:

- *Prevención.* Estrategias antitabaco. Casi el 30 % de la población española se declara fumadora activa y el tabaquismo es un problema de salud importante. Son muchas las experiencias, y los resultados son inequívocos: una política antitabaco generalizada y común en todo un territorio es capaz de modificar la prevalencia del tabaquismo activo y, por ende, disminuye el riesgo de asma y EPOC. Son necesarias iniciativas conjuntas entre todos los dispositivos de un territorio, desde las consultas de AP hasta las salas de ingreso, pasando por los servicios de urgencias o de rehabilitación.

- *Diagnóstico precoz.* La espirometría forzada tiene aquí un papel fundamental y su uso no es óptimo. Cualquier iniciativa para trabajar de manera integrada con pacientes con asma o EPOC debe plantear qué estrategia se propone para conseguir espirometrías generalizadas y de calidad.

- *Tratamiento.* La integración, en este caso, pasa por disponer o elaborar guías terapéuticas compartidas, que permitan dibujar unos objetivos de farmacia en común y que den coherencia a los tratamientos y a las prescripciones de todos los profesionales.

- *Atención y prevención de las agudizaciones e ingresos.* Las agudizaciones del asma y la EPOC son episodios clave en la historia natural de la enfermedad y, muy especialmente en el caso de la EPOC, representan un elevado riesgo en el paciente y afectan a su supervivencia. Los programas de atención integrada pueden ser útiles para reducir los reingresos de pacientes después de una agudización.

- *Educación sanitaria y rehabilitación.* La rehabilitación respiratoria (RR) es una intervención fundamental en el tratamiento de la EPOC y así lo contemplan todas las guías de manejo de esta enfermedad. La RR conlleva una actuación asistencial interdisciplinar que debe incluir educación de la enfermedad, fisioterapia respiratoria, entrenamiento muscular, nutrición y apoyo psicoemocional. La American Thoracic Society (ATS) y la European Respiratory Society (ERS) establecen que los programas de RR deben contemplar: la evaluación del paciente; la educación sanitaria; el entrenamiento al ejercicio; la educación, que incluye la fisioterapia; la intervención nutricional, y el apoyo psicosocial.

- *Control de calidad.* Establecer indicadores de buena calidad y planes de mejora debe ser una práctica habitual para progresar en estrategias de integración.

- *Atención final de vida.* Si bien los cuidados paliativos se han extendido, la inclusión de pacientes en etapas finales de enfermedades, y muy especialmente la EPOC, no es habitual. Las causas son múltiples e incluyen la dificultad para establecer el pronóstico, los inconvenientes propios de los cuidados paliativos y la naturaleza de la toma de decisiones en este campo, así como la falta de cultura para ofrecer tratamientos no curativos. Un elemento clave para la buena organización es la continuidad asistencial.

4 Diferentes iniciativas y circuitos asistenciales compartidos en asma y EPOC

A partir de los diferentes criterios y elementos que hemos citado, son diversas las experiencias que se han desarrollado para mejorar los circuitos asistenciales; algunas de ellas, a niveles nacionales o de planificación estratégica, o de carácter más científico, o de iniciativas territoriales o nacidas de la necesidad de asistencia de coordinación. En cualquier caso, las iniciativas que se presentan ni pretenden ser una revisión exhaustiva, ni son un recetario de soluciones, sino experiencias ilustrativas y marcos multidimensionales que permiten estructurar y diseñar iniciativas en cada realidad.

4.1 Estrategias estatales o nacionales: dos ejemplos

El Ministerio de Sanidad desarrolló en 2009 la «Estrategia EPOC del Sistema Nacional de Salud», ante la situación de una enfermedad que causa gran mortalidad, gasto sanitario y que está vinculada a un factor de riesgo evitable, que es el tabaco. Se destaca que sólo en siete comunidades autónomas se desarrollan acciones específicas y consensuadas entre los niveles asistenciales de AP y AE, dirigidas al manejo integral de la EPOC. La Estrategia EPOC define las siguientes líneas estratégicas para conseguir la mayor eficacia y calidad en el abordaje y tratamiento de esta patología en los servicios de salud, y que deben ser una guía para iniciativas en cualquier nivel:

– Línea estratégica 1: prevención y detección precoz.
– Línea estratégica 2: atención al paciente crónico.
– Línea estratégica 3: atención al paciente con exacerbación.
– Línea estratégica 4: cuidados paliativos.
– Línea estratégica 5: formación de profesionales.
– Línea estratégica 6: investigación.

En otro entorno, el gobierno finlandés inició, en 1998, el «Finnish National Prevention and Treatment Programme for Chronic Bronchitis and COPD», con los objetivos de reducir la incidencia de EPOC y el número de casos moderados y graves de la enfermedad, así como de hospitalizaciones y sus costes. El programa es, precisamente, un ejemplo de trabajo de cooperación entre asociaciones profesionales de respiratorio, el Ministerio de Salud y un grupo de trabajo multidisciplinar de expertos. Las acciones fundamentales han sido múltiples actividades de difusión, formación de profesionales, implicación de diferentes profesionales y equipos (hospitales, centros de salud, farmacias, agentes sociales) y la creación de equipos territoriales para trabajar en el programa EPOC. Los aspectos trabajados han sido: tabaco, espirometría, implementación de guías de práctica clínica, tratamiento domiciliario de exacerbaciones y oxigenoterapia, y actividades dirigidas a los pacientes y a la rehabilitación.

4.2   *Cumbre para el asma. Declaración desde el Parlamento Europeo*

En el caso del asma, tenemos como ejemplo una iniciativa europea, la «Declaración de Bruselas», que pretende dar respuesta a la necesidad de un cambio en el manejo de la enfermedad ante las evidencias de un mal control. Esta iniciativa se desarrolló en una reunión de la «Cumbre del Cambio de Tratamiento del Asma», celebrada en el Parlamento Europeo, y documenta una amplia gama de prioridades y acciones que se apoyaron por políticos, médicos, expertos planificadores y representantes de pacientes. Los diez puntos identificados para la acción se resumen de la siguiente forma:

- Convertir el asma en una prioridad política.
- Entender el asma como una manifestación respiratoria de inflamación sistémica.
- Asegurar la difusión rápida de los conocimientos sobre el asma.
- Actualizar los criterios de regulación de la Agencia Europea de Medicamentos (EMEA) sobre el asma.
- Incluir evidencias de estudios de «vida real» en las guías de tratamiento.
- Promover estudios en situación de «vida real».
- Explorar las diferencias en el manejo de asma en diferentes partes de Europa.
- Permitir a los pacientes asmáticos participar y decidir sobre sus cuidados.
- Investigar y reducir el impacto de los factores medioambientales.
- Poner metas para evaluar los avances.

4.3 «Plan director de respiratorio», un instrumento de planificación

En Cataluña, la respuesta al elevado impacto de las enfermedades respiratorias (tercera causa de muerte, impacto económico de los ingresos hospitalarios, gasto farmacológico, etc.) ha sido la creación del «Pla director de les malalties de l'aparell respiratori» (PDMAR). Este plan pretende definir las estrategias de prevención y lucha contra estas enfermedades, así como el modelo de atención y organización de los servicios de salud a partir de cada realidad, y avanzar en la eficacia, calidad, atención y rehabilitación. Los rasgos que definen el PDMAR son: los proyectos asistenciales centrados en los pacientes; la participación de todos los profesionales implicados; la visión territorial; las propuestas de atención integrada, y la sostenibilidad (no incrementalista, basado en la reordenación).

Los problemas detectados, y sobre los que se trabaja, son: la heterogeneidad en el modelo organizativo; la necesidad de reforzar el papel de enfermería y de fisioterapia; la necesidad de garantizar el acceso real a una espirometría de calidad; la relevancia de la agudización grave de la EPOC; la falta de un modelo de atención a los pacientes con patología del sueño; la necesidad de revisar la atención al asma infantil y al asma laboral, y la necesidad de esfuerzos en actividades preventivas (tabaco y actividad física). Ante todo ello, se pretende conseguir que la AP dé respuestas adecuadas (especialmente, asistencia de primer nivel, promoción de estilos de vida protectores de los trastornos respiratorios, prevención de patologías asociadas, detección precoz de las patologías respiratorias, actividades dirigidas a mejorar la calidad de vida y la rehabilitación) y que los servicios de AE basen su resolución en las intervenciones más avaladas por la evidencia, e intenten disminuir la gran variabilidad clínica existente. Además, se aspira a establecer las condiciones para mejorar la relación formal y asistencial entre la AP y el hospital, con el fin de garantizar la continuidad asistencial.

4.4   GEMA, *una iniciativa de la comunidad científica y profesional*

La *Guía Española para el Manejo del Asma* es una iniciativa de consenso entre las diferentes sociedades científicas relacionadas con la atención a pacientes con asma que cuenta, además, con la ayuda del Centro Cochrane Iberoamericano y, en representación de las personas afectadas por la enfermedad, con el apoyo del Foro Español de Pacientes. Ha sido diseñada para mejorar la acción diagnóstica y terapéutica del profesional y va acompañada de un minucioso plan de difusión, con acciones formativas y de evaluación. La guía revisa los aspectos fisiopatogénicos básicos, con atención a las diferencias del asma infantil. En el diagnóstico se diferencia el asma del adulto y del niño, y se revisa el diagnóstico de la alergia. En la valoración, siguiendo las recomendaciones actuales, se plantea orientar la clasificación y el tratamiento hacia el control de la enfermedad, y no sólo hacia su gravedad. En el tratamiento se incluyen las pautas farmacológicas más recomendadas, el control ambiental, las vacunaciones y la inmunoterapia. Las exacerbaciones se abordan en función de su gravedad y del entorno en que se pueden tratar. Por último, se dedican capítulos especiales a la rinitis, al asma durante el embarazo, al asma de control difícil, al relacionado con el trabajo y a la disfunción de las cuerdas vocales. *GEMA 2009* no pretende presentar todo el conocimiento disponible sobre la enfermedad, sino plasmar de forma didáctica y actualizada las acciones diagnósticas y terapéuticas útiles para el profesional. También existe un documento dirigido a educadores y otro para pacientes, y se ha elaborado una aplicación informática *(i-GEMA)*, descargable desde dispositivos informáticos (PDA, PC), dirigida a la aplicabilidad práctica en el entorno asistencial. Todas estas aplicaciones están disponibles en www.gemasma.com.

4.5   *Diseño de un proceso asistencial para la EPOC. Ejemplos de programas territoriales multidisciplinares*

Existen pocos modelos basados en programas integrales sobre la enfermedad, los denominados *disease management programs*. Se trata de intervenciones implantadas en un área geográfica determinada, de base poblacional, coordinadas con los distintos niveles asistenciales e integrales y que abarcan intervenciones en cada una de las fases de la historia natural de la enfermedad. Estos programas han demostrado un impacto positivo en la mejora de determinadas áreas de la calidad de vida del paciente y en la reducción de los ingresos y las estancias hospitalarias. Algunas experiencias han trabajado en la reducción de ingresos hospitalarios por exacerbación de la EPOC con un programa de atención domiciliaria, basado en una enfermera domiciliaria especializada (Hospital de Cruces de Barakaldo), o a través de una intervención de atención al alta coordinada entre la AP, una enfermera gestora de casos y el soporte telefónico (proyecto CHRONIC, Hospital Clínic de Barcelona). Los resultados de ambos programas han mostrado una reducción significativa de la utilización del hospital en comparación con el

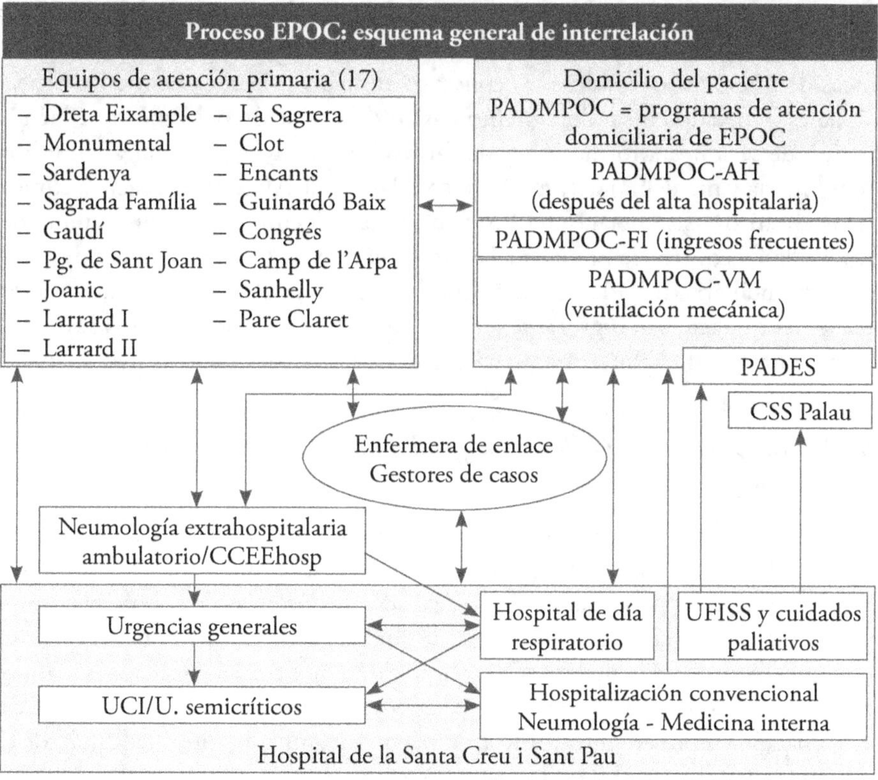

PADES: Programa de Atención Domiciliaria Equipo de Soporte; UCI: unidad de cuidados intensivos; UFISS: Unidad Funcional Interdisciplinaria Sociosanitaria.

Algoritmo 1. Esquema general del proceso EPOC.

grupo control, con una reducción de los ingresos, de la estancia hospitalaria y de los reingresos, así como una mayor satisfacción del paciente. Otro ejemplo es el «Programa PRICE de control integral de la EPOC en neumología y atención primaria» de la Comunidad de Madrid, que pretende mejorar la atención al paciente y lograr una utilización más racional de los recursos disponibles.

Por último, en una zona de salud de la ciudad de Barcelona se empezó a trabajar, en el año 2005, con un modelo organizativo de gestión clínica territorial basado en la colaboración de todos los profesionales implicados, de diferentes especialidades y ámbitos asistenciales, que participan en la atención a las personas con EPOC. El «Proceso EPOC» establece una serie de intervenciones multidisciplinarias que integran los distintos aspectos de la enfermedad y coordinan los niveles asistenciales implicados (véase el algoritmo 1). El modelo pretende ser una herramienta real y útil para el cuidado de los pacientes, y prioriza unas áreas de intervención básicas: *1)* consenso clínico y asistencial entre los profesionales, reflejado en un documento básico de actuación del Proceso; *2)* realización de sesiones informativas y de formación de los profesionales sanitarios (enfermería y medicina) del ámbito hospitalario y de AP sobre la práctica clínica y los circuitos asistenciales del Proceso; *3)* establecimiento de un sistema de realización y control de calidad de las espirometrías, y *4)* dos programas de atención domiciliaria dirigidos a la continuidad después del alta hospitalaria y a los pacientes que realizan ingresos repetidos. Todas estas actividades, en fase de implantación y evaluación, se desarrollan con diversos proyectos de investigación.

4.6 *Las consultorías: iniciativas profesionales con impacto en las organizaciones*

Existen algunas experiencias de territorios donde se han impulsado programas de consulta para mejorar la capacidad resolutiva, que muestran una reducción significativa de las derivaciones al especialista y de las listas de espera. Hay diferentes alternativas al soporte que puede recibir la AP de la AE, en forma de visita conjunta, consultoría, tutoría o formación, sin menospreciar alternativas más actuales como las consultorías virtuales o las redes sociales, que permiten compartir información clínica en un entorno seguro, con una función que puede ir desde el aspecto más formativo hasta el soporte a decisiones o actos asistenciales. Algunas experiencias en estas consultorías virtuales permiten disponer de documentos, artículos e imágenes (radiografías, espirometría, electrocardiogramas, etc.), por lo que su aspecto práctico las convierte en una buena herramienta de futuro.

4.7   *Enlace asistencial. Nuevos perfiles profesionales*

La figura del enlace asistencial es un claro ejemplo de la voluntad de continuidad asistencial. En estos proyectos, un profesional especialista tiene como misión la coordinación entre AP y AE, y trabaja una parte de su tiempo en el hospital y otra en el CAP. Es una forma más fácil en proveedores que integran AP y AE. El profesional de enlace puede ejercer en la medicina especializada (por ejemplo, en neumología, y pasar parte de su jornada en un CAP), en la AP (colaborando en atención en planta de neumología y coordinación de programas) o en la enfermería de enlace. La funciones del enlace asistencial se pueden definir como: vinculación de los equipos de AP con el hospital; asesoramiento de los profesionales de AP sobre la utilización de recursos hospitalarios; seguimiento de pacientes derivados a urgencias e ingresados; organización de sesiones clínicas conjuntas; elaboración y difusión de protocolos, y resolución de casos (moderados, complejos, frágiles, etc.). El personal de enfermería gestor de casos es también, en muchas ocasiones, un ejemplo de trabajo entre niveles asistenciales.

Recomendaciones prácticas

- La coordinación e integración asistencial son elementos clave para asegurar el uso adecuado de los recursos sanitarios y un servicio de calidad que respete las necesidades de los pacientes con enfermedades respiratorias crónicas.

- Los elementos necesarios en la atención a las enfermedades crónicas son: la definición de roles profesionales y criterios de derivación; compartir información clínica; el desarrollo de guías y protocolos comunes, y un liderazgo compartido de los proyectos.

- La continuidad en la atención al asma y a la EPOC requiere diseños que contemplen a los profesionales, los servicios de salud, las políticas sanitarias, los diferentes modelos asistenciales, la formación, las evidencias científicas, las tecnologías de la información y a los pacientes y sus cuidadores.

- Los aspectos que todas las iniciativas de integración asistencial deben contemplar son: la prevención, el diagnóstico precoz, el consenso en el tratamiento, la atención y prevención de agudizaciones, la educación sanitaria y la rehabilitación, la atención al final de vida y la mejora de la calidad de ésta.

- Entre las diferentes iniciativas de integración asistencial destaca el diseño de procesos asistenciales multidisciplinares territoriales.

Bibliografía

1. Coleman K, Austin BT, Brach C, Wagner EH. Evidence on the chronic care model in the new millennium. Health Affairs. 2009; 28 (1): 75-85.
2. Consell de la Professsió Mèdica. Relacions entre metges de primària i d'hospital. Informe del Consell de la Professió Mèdica de Catalunya, 2010.
3. Departament de Salut. Pla director de les malalties respiratòries. Barcelona: Generalitat de Catalunya. Departament de Salut (2010). (Planificació i Avaluació; 40). Disponible en: http://www.gencat.cat/salut/depsalut/html/ca/dir3560/index.html.
4. Dixon J, Lewis R, Rosen R, *et al.* Managing chronic disease: what can we learn from the US experience? Londres: King's Fund; 2004.
5. Generalitat de Catalunya. Departament de Salut. Servei Català de la Salut (2010). Pla estratègic d'ordenació de l'atenció especialitzada ambulatòria a Catalunya.
6. Gervás J, Rico A. Seminario de Innovación 2005. Innovación en la Unión Europea (UE15) sobre la coordinación entre atención primaria y especializada. Med Clin (Barc). 2006; 126 (17): 65861.
7. Grupo Español del Estudio Europeo en Asma. Estudio europeo del asma. Prevalencia de hiperreactividad bronquial y asma en jóvenes en cinco regiones de España. Med Clin (Barc). 1996; 106: 761-7.
8. Guía Española para el Manejo del Asma (GEMA) 2009. Madrid: Luzán 5; 2009. Disponible en: http//www.gemasma.com.
9. Holgate S, Bisgaard H, Bjermer L, *et al.* The Brussels declaration: the need for change in asthma management. Eur Respir J. 2008; 32: 1433-42.
10. Institut Català de la Salut (2010). Guia de Malaltia Pulmonar Obstructiva Crónica. Disponible en: http://www.gencat.cat/ics/professionals/guies/mpoc/mpoc.htm.
11. Ministerio de Sanidad y Política Social. (2009). Estrategia en EPOC del Sistema Nacional de Salud.
12. Miravitlles M, Soriano JB, Muñoz L, *et al.* COPD prevalence in Spain in 2007 (EPI-SCAN study results). Eur Respir J. 2008; 32 (suppl 52): 308s.
13. Ollero M, Orozco D, Domingo C, *et al.* Grupo de Trabajo de la Sociedad Española de Medicina Interna (SEMI) y la Sociedad Española de Medicina Familiar y Comunitaria (SEMFYC). Documento de consenso: atención al paciente con enfermedades crónicas. Sevilla: Mergablum; 2011.
14. Pietinalho A, Kinnula VL, Sovijärvi AR, *et al.* Chronic bronchitis and chronic obstructive pulmonary disease. The Finnish Action Programme, interim report. Respir Med. 2007; 101: 1419-25.
15. SEDAP (2009). Atención primaria de salud: nuevos retos, nuevas soluciones. Informe de la Sociedad Española de Directivos de Atención Primaria. Madrid; 2009. Disponible en: http://www.sedap.es.
16. Solanes I, Plaza V, Bolíbar I, *et al.* Características, morbimortalidad y atención hospitalaria de los pacientes con EPOC en el año 2005 de un área sanitaria de Barcelona. Proyecto «Procés MPOC». XL Congreso SEPAR. Arch Bronconeumol. 2007; 43 (Espec Congr): 43.
17. Talbot-Smith A, Shamini H, Allyson P, *et al.* Questioning the claims from Kaiser. Br J Gen Pract. 2004; 54 (503): 415-21.

Índice analítico

Adherencia terapéutica, 128, 152
Aerosol, 92, 122-125, 127-129, 134
Agonistas β_2-adrenérgicos, 92
Algoritmo diagnóstico, 61, 71-72, 75, 84
Amoxicilina, 48, 53, 55
Amoxicilina/clavulánico, 53
Anemómetros, 110, 116
Antagonistas de los receptores de los leucotrienos, 35, 37
Apnea, 9, 56-57, 70, 113, 123, 125, 127, 154, 160
Asma, 9, 15, 18, 27, 31-33, 36-37, 39-42, 44, 56-57, 73-74, 77-79, 82, 85-87, 89, 104, 106-107, 111, 113-120, 122, 141, 181-183, 186-188, 193-194, 196-200, 203-204
Asma bronquial, 18, 27, 31, 36, 44, 186
Atención primaria (AP), 11, 56, 84, 106, 158, 164, 174, 189
Azitromicina, 53
Beclometasona, 34-35, 126
β-lactámicos, 48
Bordetella pertussis, 46, 72
Broncograma aéreo, 50
Bronquitis aguda, 45-47, 52, 54
Budesónida, 28, 34-35, 82, 125, 131
Cámaras de inhalación, 123-124, 127-128, 134
Capacidad pulmonar total (TLC), 106, 108-109, 115
Capacidad vital (VC), 108
Capacidad vital forzada (FVC), 15, 18, 21, 25, 29, 106, 110-115, 121
Cefalosporinas, 48
Cefditoren, 53, 55
Chlamydia pneumoniae, 46
Ciprofloxacino, 48

Claritromicina, 53
Comorbilidad, 15, 17, 22-23, 29-30, 36, 48, 54, 61, 64, 90, 93, 180, 189, 193
Control del asma, 32-33, 42, 193
CURB65, 51, 93, 94
Detección de casos, 67
Deterioro funcional, 23, 137
Disnea, 15-17, 21-25, 27, 29, 74, 85, 90-91, 93, 95, 98, 100-104, 110-111, 136, 139-140, 143, 145-146, 148-151, 154, 175-176, 178-179, 183
Electrocardiograma (ECG), 20, 90, 98, 100, 107, 138-139, 149
Enfermedad pulmonar obstructiva crónica (EPOC), 6, 9, 11-30, 45, 48-49, 55-56, 73, 77, 79, 85, 89-92, 104-107, 110-111, 114, 120, 122-123, 136, 140-141, 143, 146-147, 151, 154-157, 160, 163-164, 175-178, 180, 186-188, 193-194, 196-204
Entrenamiento muscular, 136, 138-143, 148, 150, 197
Escala de gravedad, 22
Espaciadores, 123, 127
Espirometría forzada, 18, 106, 108-109, 175, 181, 196
Espirometría simple, 107
Esputo, 20, 46, 48, 54, 76, 78, 81, 91, 95, 134
Exacerbación, 25, 45, 48, 54, 85-91, 105, 180, 183, 198, 201
Exacerbación de enfermedad pulmonar obstructiva crónica (eEPOC), 45, 47-48, 54, 89, 90-93, 104
Fisioterapia respiratoria, 136-137, 139-141, 143-144, 148, 150, 176, 197
Flujo espiratorio máximo (FEM), 40-41, 77, 86-89, 107, 109, 116-120, 181, 183

Fluticasona, 26, 34-35, 82, 88, 131
Formoterol, 25-26, 28, 35, 39, 44, 126, 131
Gasometría arterial (GA), 19, 87, 100, 154-155, 157, 162
Glucocorticoides, 33-39, 43
Glucocorticoides inhalados, 33-34, 37-38, 43
Guía Española para el Manejo del Asma (GEMA), 34, 37-38, 44, 88, 105, 187, 200, 204
Haemophilus influenzae, 48
Hemograma, 20, 95
Hemoptisis, 95-99, 104, 105
Historia tabáquica, 16
Índice de masa corporal (IMC), 19, 22, 61, 158, 175, 177, 180
Influenza, 46
Insuficiencia ventilatoria obstructiva, 106, 115
Insuficiencia ventilatoria restrictiva, 106, 115
Levofloxacino, 48, 53, 55
Macrólidos, 48, 53, 55
Medidor de FEM (MFEM) o *peak flow meter*, 116-117, 181, 183
Mejor valor del paciente, 119-120
Monitorización, 86, 97, 102-103, 107, 111, 116-118, 120, 148, 154, 162
Moxifloxacino, 53, 55
Mycoplasma pneumoniae, 46
Nebulizadores, 87, 133-135, 154, 162
Neumonía adquirida en la comunidad (NAC), 45, 49-55, 93-95, 104-105
Neumonía intersticial, 50
Neumonía lobar, 50
Neumonía segmentaria, 50
Neumotórax espontáneo (NE), 100-105
Omalizumab, 36, 38-39
Oseltamivir, 47
Oxigenoterapia, 28, 153, 161-162, 176, 178, 180, 198
Plan de autotratamiento, 120
Plan de cuidados de enfermería, 175-176, 181-182
Polisomnografía (PSG), 61
Polvo seco, 35, 123-124, 129-132, 135

Presión continua positiva en la vía aérea (CPAP), 57-58, 61-65, 67-69, 79, 144, 154, 159-160, 179-180, 184-185
Priorización y protocolización de derivaciones, 67
Prueba broncodilatadora, 15, 18, 76-77, 106, 116, 175, 181
Quinolonas, 48
Radiografía, 19, 46, 49-50, 54, 73, 76, 81, 87, 90, 93-94, 98-99, 102
Registro diario del FEM (RDFEM), 181
Rehabilitación respiratoria (RR), 24, 136, 197
Salbutamol, 24, 37, 43, 88-89, 92, 116
Salmeterol, 25-27, 30, 35, 39, 131
Saturación de oxígeno (S_pO_2), 87, 90, 92, 95, 97, 99, 149, 150, 178-179
Síndrome de apneas-hipopneas durante el sueño (SAHS), 56, 71, 184
Streptococcus pneumoniae, 48
Terbutalina, 24, 37, 43, 92, 131
Tos, 5, 15-16, 21, 27, 29, 46-47, 49, 54, 71-83, 93, 95, 110-112, 125, 139, 144, 150
Tos crónica, 5, 71-73, 75-78, 80-81, 83, 111
Trastornos respiratorios durante el sueño, 17, 184
Tratamiento, 11, 12, 15, 17, 20, 22-24, 27-33, 35-55, 62-65, 67, 69-72, 74, 76-97, 99, 102-105, 119-120, 122, 129, 133, 135, 137-138, 140-143, 153-156, 158-160, 162-164, 166, 168-170, 172-174, 176-178, 181-187, 190, 193, 196-200, 203
Tromboembolismo pulmonar (TEP), 89
Turbina, 110
Variabilidad del FEM, 119
Ventilación mecánica a domicilio (VMD), 154, 159-162, 179
Volumen corriente (TV), 107
Volumen de reserva espiratoria (ERV), 108
Volumen de reserva inspiratoria (IRV), 108
Volumen espiratorio máximo en el primer segundo (FEV_1), 15, 18-19, 21-27, 29, 40-41, 48, 86-88, 90, 93, 106-107, 109-110, 112-118, 121
Volumen residual (RV), 106, 108-109, 115